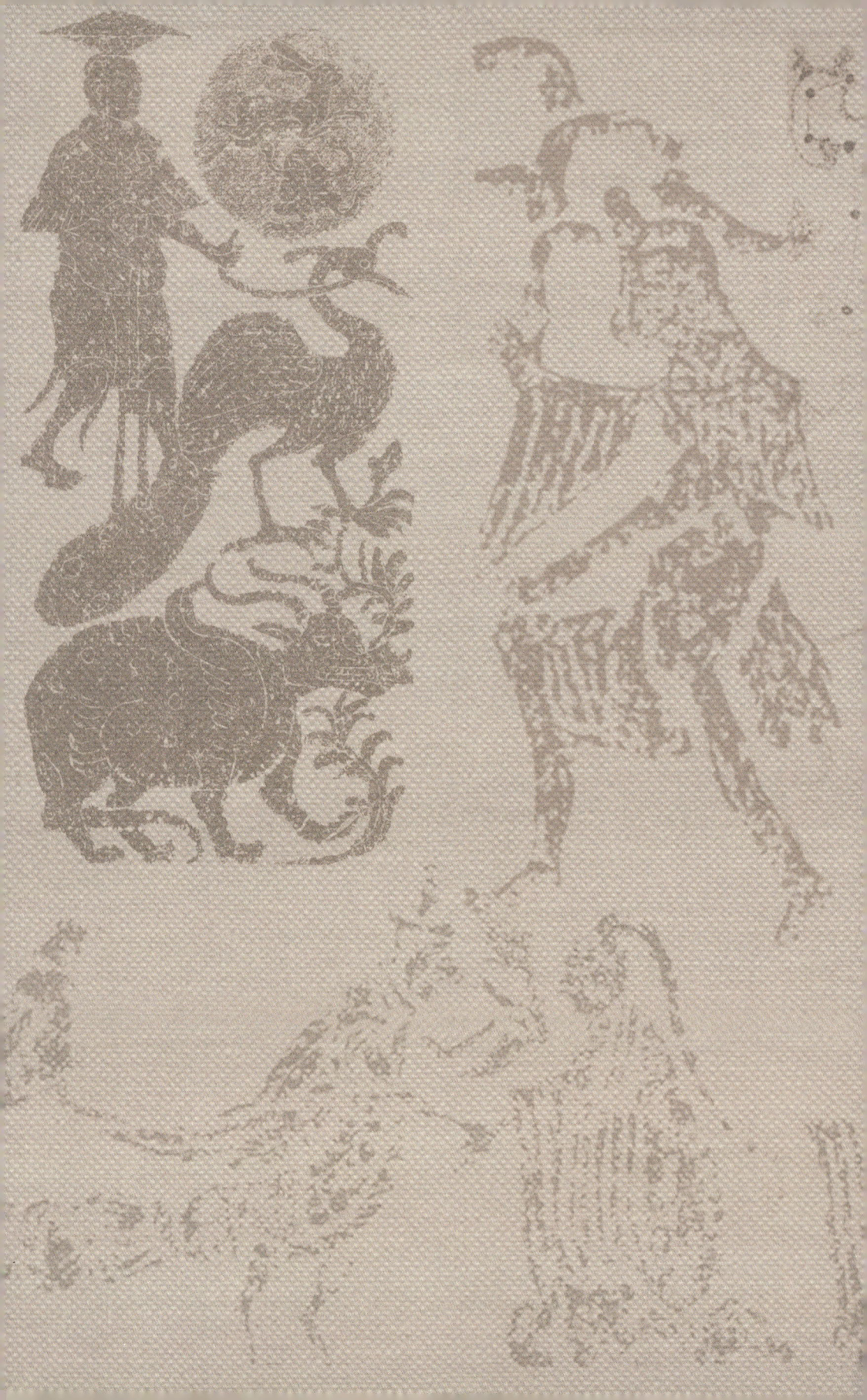

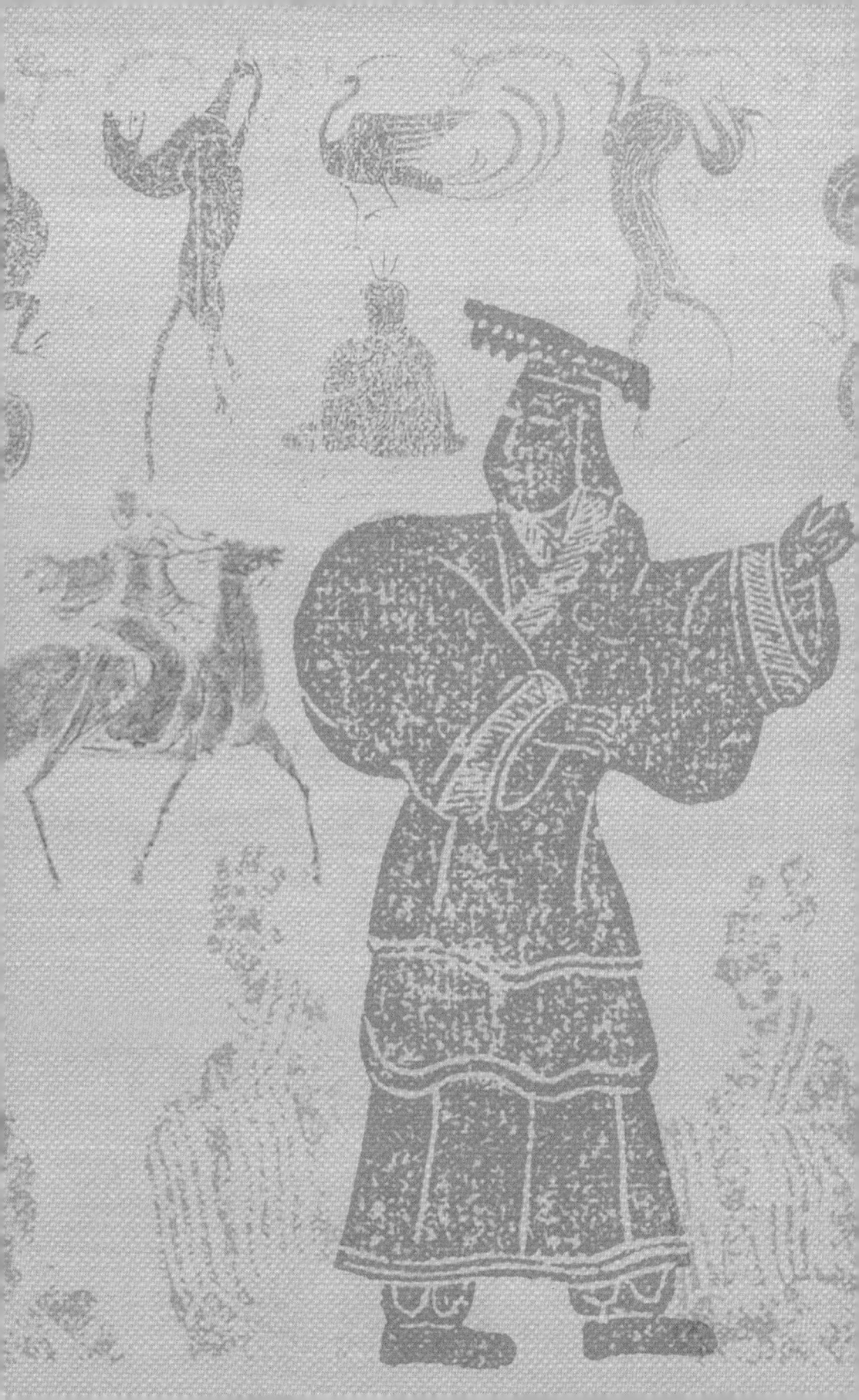

中国古医籍整理丛书

平 法 寓 言

清·与樵山客 撰

刘 进 李 丹 张小刚 校注

中国中医药出版社

·北 京·

图书在版编目 (CIP) 数据

平法寓言/(清) 与樵山客撰; 刘进, 李丹, 张小刚校注.
—北京: 中国中医药出版社, 2015.1 (2024.7 重印)
(中国古医籍整理丛书)
ISBN 978 - 7 - 5132 - 2174 - 0

Ⅰ.①平… Ⅱ.①与… ②刘… ③李… ④张… Ⅲ.①中
医学 – 临床医学 – 经验 – 中国 – 清代 Ⅳ.①R249.49

中国版本图书馆 CIP 数据核字 (2014) 第 280553 号

中 国 中 医 药 出 版 社 出 版
北京经济技术开发区科创十三街 31 号院二区 8 号楼
邮政编码 100176
传真 010 64405721
北京盛通印刷股份有限公司印刷
各地新华书店经销

*

开本 710×1000 1/16 印张 15 字数 108 千字
2015 年 1 月第 1 版 2024 年 7 月第 2 次印刷
书 号 ISBN 978 - 7 - 5132 - 2174 - 0

*

定价 45.00 元
网址 www.cptcm.com

国家中医药管理局
中医药古籍保护与利用能力建设项目
组织工作委员会

主 任 委 员 王国强

副 主 任 委 员 王志勇 李大宁

执 行 主 任 委 员 曹洪欣 苏钢强 王国辰 欧阳兵

执行副主任委员 李 昱 武 东 李秀明 张成博

委 员

各省市项目组分管领导和主要专家

（山东省）武继彪 欧阳兵 张成博 贾青顺

（江苏省）吴勉华 周仲瑛 段金廒 胡 烈

（上海市）张怀琼 季 光 严世芸 段逸山

（福建省）阮诗玮 陈立典 李灿东 纪立金

（浙江省）徐伟伟 范永升 柴可群 盛增秀

（陕西省）黄立勋 呼 燕 魏少阳 苏荣彪

（河南省）夏祖昌 刘文第 韩新峰 许敬生

（辽宁省）杨关林 康廷国 石 岩 李德新

（四川省）杨殿兴 梁繁荣 余曙光 张 毅

各项目组负责人

王振国（山东省） 王旭东（江苏省） 张如青（上海市）

李灿东（福建省） 陈勇毅（浙江省） 焦振廉（陕西省）

蔡永敏（河南省） 鞠宝兆（辽宁省） 和中浚（四川省）

前 言

中医药古籍是传承中华优秀文化的重要载体，也是中医学传承数千年的知识宝库，凝聚着中华民族特有的精神价值、思维方法、生命理论和医疗经验，不仅对于传承中医学术具有重要的历史价值，更是现代中医药科技创新和学术进步的源头和根基。保护和利用好中医药古籍，是弘扬中国优秀传统文化、传承中医学术的必由之路，事关中医药事业发展全局。

1949 年以来，在政府的大力支持和推动下，开展了系统的中医药古籍整理研究。1958 年，国务院科学规划委员会古籍整理出版规划小组在北京成立，负责指导全国的古籍整理出版工作。1982 年，国务院古籍整理出版规划小组召开全国古籍整理出版规划会议，制定了《古籍整理出版规划（1982—1990）》，卫生部先后下达了两批 200 余种中医古籍整理任务，掀起了中医古籍整理研究的新高潮，对中医文化与学术的弘扬、传承和发展，发挥了极其重要的作用，产生了不可估量的深远影响。

2007 年《国务院办公厅关于进一步加强古籍保护工作的意见》明确提出进一步加强古籍整理、出版和研究利用，以及

"保护为主、抢救第一、合理利用、加强管理"的方针。2009年《国务院关于扶持和促进中医药事业发展的若干意见》指出,要"开展中医药古籍普查登记,建立综合信息数据库和珍贵古籍名录,加强整理、出版、研究和利用"。《中医药创新发展规划纲要(2006—2020)》强调继承与创新并重,推动中医药传承与创新发展。

2003~2010年,国家财政多次立项支持中国中医科学院开展针对性中医药古籍抢救保护工作,在中国中医科学院图书馆设立全国唯一的行业古籍保护中心,影印抢救濒危珍本、孤本中医古籍1640余种;整理发布《中国中医古籍总目》;遴选351种孤本收入《中医古籍孤本大全》影印出版;开展了海外中医古籍目录调研和孤本回归工作,收集了11个国家和2个地区137个图书馆的240余种书目,基本摸清流失海外的中医古籍现状,确定国内失传的中医药古籍共有220种,复制出版海外所藏中医药古籍133种。2010年,国家财政部、国家中医药管理局设立"中医药古籍保护与利用能力建设项目",资助整理400余种中医药古籍,并着眼于加强中医药古籍保护和研究机构建设,培养中医古籍整理研究的后备人才,全面提高中医药古籍保护与利用能力。

在此,国家中医药管理局成立了中医药古籍保护和利用专家组和项目办公室,专家组负责项目指导、咨询、质量把关,项目办公室负责实施过程的统筹协调。专家组成员对古籍整理研究具有丰富的经验,有的专家从事古籍整理研究长达70余年,深知中医药古籍整理研究的重要性、艰巨性与复杂性,履行职责认真务实。专家组从书目确定、版本选择、点校、注释等各方面,为项目实施提供了强有力的专业指导。老一辈专家的学术水平和智慧，是项目成功的重要保证。项目承担单位山东中医药大学、南京中医药大学、上海中医药大学、福建中医药大学、浙江省中医药研究院、陕西省中医药研究院、河南省中医药研究院、辽宁中医药大学、成都中医药大学及所在省市中医药管理部门精心组织，充分发挥区域间互补协作的优势，并得到承担项目出版工作的中国中医药出版社大力配合，全面推进中医药古籍保护与利用网络体系的构建和人才队伍建设，使一批有志于中医学术传承与古籍整理工作的人才凝聚在一起，研究队伍日益壮大，研究水平不断提高。

本着"抢救、保护、发掘、利用"的理念，该项目重点选择近60年未曾出版的重要古医籍，综合考虑所选古籍的保护价值、学术价值和实用价值。400余种中医药古籍涵盖了医经、基础理论、诊法、伤寒金匮、温病、本草、方书、内科、外科、女科、儿科、伤科、眼科、咽喉口齿、针灸推拿、养生、医案医话医论、医史、临证综合等门类，跨越唐、宋、金元、明以迄清末。全部古籍均按照项目办公室组织完成的行业标准《中医古籍整理规范》及《中医药古籍整理细则》进行整理校注，绝大多数中医药古籍是第一次校注出版，一批孤本、稿本、抄本更是首次整理面世。对一些重要学术问题的研究成果，则集中收录于各书的"校注说明"或"校注后记"中。

"既出书又出人"是本项目追求的目标。近年来，中医药古籍整理工作形势严峻，老一辈逐渐退出，新一代普遍存在整理研究古籍的经验不足、专业思想不坚定等问题，使中医古籍整理面临人才流失严重、青黄不接的局面。通过本项目实施，搭建平台，完善机制，培养队伍，提升能力，经过近5年的建设，锻炼了一批优秀人才，老中青三代齐聚一堂，有效地稳定了研究队伍，为中医药古籍整理工作的开展和中医文化与学术的传承提供必备的知识和人才储备。

本项目的实施与《中国古医籍整理丛书》的出版，对于加强中医药古籍文献研究队伍建设、建立古籍研究平台，提高古籍整理水平均具有积极的推动作用，对弘扬我国优秀传统文化，推进中医药继承创新，进一步发挥中医药服务民众的养生保健与防病治病作用将产生深远影响。

第九届、第十届全国人大常委会副委员长许嘉璐先生，国家卫生计生委副主任、国家中医药管理局局长、中华中医药学会会长王国强先生，我国著名医史文献专家、中国中医科学院马继兴先生在百忙之中为丛书作序，我们深表敬意和感谢。

由于参与校注整理工作的人员较多，水平不一，诸多方面尚未臻完善，希望专家、读者不吝赐教。

国家中医药管理局中医药古籍保护与利用能力建设项目办公室
二〇一四年十二月

许 序

"中医"之名立，迄今不逾百年，所以冠以"中"字者，以别于"洋"与"西"也。慎思之，明辨之，斯名之出，无奈耳，或亦时人不甘泯没而特标其犹在之举也。

前此，祖传医术（今世方称为"学"）绵延数千载，救民无数；华夏屡遭时疫，皆仰之以度困厄。中华民族之未如印第安遭染殖民者所携疾病而族灭者，中医之功也。

医兴则国兴，国强则医强。百年运衰，岂但国土肢解，五千年文明亦不得全，非遭泯灭，即蒙冤扭曲。西方医学以其捷便速效，始则为传教之利器，继则以"科学"之冕畅行于中华。中医虽为内外所夹击，斥之为蒙昧，为伪医，然四亿同胞衣食不保，得获西医之益者甚寡，中医犹为人民之所赖。虽然，中国医学日益陵替，乃不可免，势使之然也。呜呼！覆巢之下安有完卵？

嗣后，国家新生，中医旋即得以重振，与西医并举，探寻结合之路。今也，中华诸多文化，自民俗、礼仪、工艺、戏曲、历史、文学，以至伦理、信仰，皆渐复起，中国医学之兴乃属必然。

迄今中医犹为国家医疗系统之辅，城市尤甚。何哉？盖一则西医赖声、光、电技术而于20世纪发展极速，中医则难见其进。二则国人惊羡西医之"立竿见影"，遂以为其事事胜于中医。然西医已自觉将入绝境：其若干医法正负效应相若，甚或负远逾于正；研究医理者，渐知人乃一整体，心、身非如中世纪所认定为二对立物，且人体亦非宇宙之中心，仅为其一小单位，与宇宙万象万物息息相关。认识至此，其已向中国医学之理念"靠拢"矣，虽彼未必知中国医学何如也。唯其不知中国医理何如，纯由其实践而有所悟，益以证中国之认识人体不为伪，亦不为玄虚。然国人知此趋向者，几人？

国医欲再现宋明清高峰，成国中主流医学，则一须继承，一须创新。继承则必深研原典，激清汰浊，复吸纳西医及我藏、蒙、维、回、苗、彝诸民族医术之精华；创新之道，在于今之科技，既用其器，亦参照其道，反思己之医理，审问之，笃行之，深化之，普及之，于普及中认知人体及环境古今之异，以建成当代国医理论。欲达于斯境，或需百年欤？予恐西医既已醒悟，若加力吸收中医精粹，促中医西医深度结合，形成21世纪之新医学，届时"制高点"将在何方？国人于此转折之机，能不忧虑而奋力乎？

予所谓深研之原典，非指一二习见之书、千古权威之作；就医界整体言之，所传所承自应为医籍之全部。盖后世名医所著，乃其秉诸前人所述，总结终生行医用药经验所得，自当已成今世、后世之要籍。

盛世修典，信然。盖典籍得修，方可言传言承。虽前此50余载已启医籍整理、出版之役，惜旋即中辍。阅20载再兴整理、出版之潮，世所罕见之要籍千余部陆续问世，洋洋大观。

今复有"中医药古籍保护与利用能力建设"之工程，集九省市专家，历经五载，董理出版自唐迄清医籍，都400余种，凡中医之基础医理、伤寒、温病及各科诊治、医案医话、推拿本草，俱涵盖之。

噫！璐既知此，能不胜其悦乎？汇集刻印医籍，自古有之，然孰与今世之盛且精也！自今而后，中国医家及患者，得览斯典，当于前人益敬而畏之矣。中华民族之屡经灾难而益蕃，乃至未来之永续，端赖之也，自今以往岂可不后出转精乎？典籍既蜂出矣，余则有望于来者。

谨序。

第九届、十届全国人大常委会副委员长

许嘉璐

二〇一四年冬

王 序

　　中医学是中华民族在长期生产生活实践中，在与疾病作斗争中逐步形成并不断丰富发展的医学科学，是中国古代科学的瑰宝，为中华民族的繁衍昌盛作出了巨大贡献，对世界文明进步产生了积极影响。时至今日，中医学作为我国医学的特色和重要医药卫生资源，与西医学相互补充、相互促进、协调发展，共同担负着维护和促进人民健康的任务，已成为我国医药卫生事业的重要特征和显著优势。

　　中医药古籍在存世的中华古籍中占有相当重要的比重，不仅是中医学术传承数千年最为重要的知识载体，也是中医为中华民族繁衍昌盛发挥重要作用的历史见证。中医药典籍不仅承载着中医的学术经验，而且蕴含着中华民族优秀的思想文化，凝聚着中华民族的聪明智慧，是祖先留给我们的宝贵物质财富和精神财富。加强对中医药古籍的保护与利用，既是中医学发展的需要，也是传承中华文化的迫切要求，更是历史赋予我们的责任。

　　2010 年，国家中医药管理局启动了中医药古籍保护与利用能力建设项目。这既是传承中医药的重要工程，也是弘扬优秀民族文化的重要举措，不仅能够全面推进中医药的有效继承和创新发展，为维护人民健康作出贡献，也能够彰显中华民族的璀璨文化，为实现中华民族伟大复兴的中国梦作出贡献。

相信这项工作一定能造福当今，嘉惠后世，福泽绵长。

国家卫生和计划生育委员会副主任

国家中医药管理局局长

中华中医药学会会长

王国强

二〇一四年十二月

马 序

新中国成立以来，党和国家高度重视中医药事业发展，重视古籍的保护、整理和研究工作。自 1958 年始，国务院先后成立了三届古籍整理出版规划小组，分别由齐燕铭、李一氓、匡亚明担任组长，主持制定了《整理和出版古籍十年规划（1962—1972）》《古籍整理出版规划（1982—1990）》《中国古籍整理出版十年规划和"八五"计划（1991—2000）》等，而第三次规划中医药古籍整理即纳入其中。1982 年 9 月，卫生部下发《1982—1990 年中医古籍整理出版规划》，1983 年 1 月，中医古籍整理出版办公室正式成立，保证了中医古籍整理出版规划的实施。2002 年 2 月，《国家古籍整理出版"十五"（2001—2005）重点规划》经新闻出版署和全国古籍整理出版规划领导小组批准，颁布实施。其后，又陆续制定了国家古籍整理出版"十一五"和"十二五"重点规划。国家财政多次立项支持中国中医科学院开展针对性中医药古籍抢救保护工作，文化部在中国中医科学院图书馆专门设立全国唯一的行业古籍保护中心，国家先后投入中医药古籍保护专项经费超过 3000 万元，影印抢救濒危珍、善、孤本中医古籍 1640 余种，开展了海外中医古籍目录调研和孤本回归工作。2010 年，国家财政部、国家中医药管理局安排国家公共卫生专项资金，设立了"中医药古籍保护与利用能力建设项目"，这是继 1982～1986 年第一批、第二批重要中医药古籍整理之后的又一次大规模古籍整理工程，重点整理新中国成立后未曾出版的重要古籍，目标是形成并普及规范的通行本、传世本。

为保证项目的顺利实施，项目组特别成立了专家组，承担咨询和技术指导，以及古籍出版之前的审定工作。专家组中的许多成员虽逾古稀之年，但老骥伏枥，孜孜不倦，不仅对项目进行宏观指导和质量把关，更重要的是通过古籍整理，以老带新，言传身教，培养一批中医药古籍整理研究的后备人才，促进了中医药古籍保护和研究机构建设，全面提升了我国中医药古籍保护与利用能力。

作为项目组顾问之一，我深感中医药古籍保护、抢救与整理工作的重要性和紧迫性，也深知传承中医药古籍整理经验任重而道远。令人欣慰的是，在项目实施过程中，我看到了老中青三代的紧密衔接，看到了大家的坚持和努力，看到了年轻一代的成长。相信中医药古籍整理工作的将来会越来越好，中医药学的发展会越来越好。

欣喜之余，以是为序。

中国中医科学院研究员

马继兴

二〇一四年十二月

校注说明

　　《平法寓言》，清·与樵山客撰，经湘潭郭月槎、善化张笛樵、宁乡许砚云校勘，于清光绪十三年丁亥（1887）刊刻，一函四册，十卷，分六大类，包括脏腑、经络、脉法、热病、妇儿、杂证。

　　依书中"述略"推断作者隐名，据行文及跋中多次提及的"咸丰初迄今三十余年""咸丰庚申洪寇之变"，推测作者约生活于清末道光至光绪年间（1821～1911），但具体生平不详，待考。

　　全书对文字的考释随处可见。作者崇上古经史典籍，尊古而不泥古，对"篇内错简，今谨按文理提正，并未增减一字，以视从前讹注"。解析脉理，质疑《王叔和脉诀》《医方叶韵》等书的某些观点，归纳出简易便学脉表。对《伤寒论》六经病的方、证、治、药多有体会，提出了两经同病的"两感论"，将六经病分为正证、兼证和两感证，为伤寒、热病"正名"。否认温厉、肠澼、喉痹、痎疟为疫病，认为是"竟犹未能深辨，而动辄以为无治焉，夫治之不得其法，遂置焉而不复深求，抑已过矣"，并据自己的临床经验，处之以可行的理法方药。书中对于妇科、产科、小儿科、外科等其他杂病的诊治亦堪称精良，将启迪后世。

　　本次校勘底本采用清光绪十三年丁亥（1887）刻本，为国内仅存版本。现存于山西、辽宁等7处，均为此版本。对原书的引文，以现通行本《黄帝内经素问》（简称《素问》）《灵枢经》（简称《灵枢》）《难经》作为他校本进行校注。

具体校注处理方法如下：

1. 原著《素问》《灵枢》《难经》引文，采用同号粗体字。其中字词与他校本不同之处，未改，出校说明。

2. 各卷卷首有"平法寓言卷××篇与樵山客撰于太虚别舍"、卷末有"平法寓言卷××篇终"的书题，今在各卷首保留"卷××篇"，余一律删去。原"《平法寓言》提要"在全书末，今前置。

3. 应横排版要求，将原书方位词"左""右"径改为"下""上"。但原图中文字保持原貌。

4. 原目录记作"全部目表"，改作"目录"，重新分级；原正文无标题或标题后无说明性文字而目录有者，据目录加，目录后小字统一删去。

5. 原"藏象""藏府"及其相关专属词汇均保留原貌，未改。如"藏气""五藏六府""真藏""十一藏""孤藏""奇恒之府""传化之府"等。

6. 间隔符"○"删除，回行另起。原书提要各条前原有标识符"一"，今一并删去。

7. 原双行注释小字，改为单排另体小字。

8. 避讳字如"玄""眩""弦""炫""畜""衒"等底部"丶"均缺失，今补。

9. 通假字在首见处出注说明。

10. 繁体字改为简化字。异体字、古字、俗字径改，不出校记。如"薄莫（暮）""四支（四肢）""然火（燃火）""枯藁（枯槁）"等。

11. 底本中因刻写导致多笔、缺笔之误的明显错别字，径改。如"大息（太息）""兔脑丸（兔脑）"等。

12. 卷二"臑臂内前廉痛句厥句"等用小字"句"表示停顿者,以现行标点"、"代替。

13. 药量、炮制等附注,另体小字置于药名下。剂量改为小写汉字,如"肆拾"记作"四十"。所引古方剂量或与其他古医籍不同者,保持本书原貌,不改。

14. 原书药名异写径改为现行通用药名。如"枯礬""泽泄""葳灵仙""川藭""黄耆""牡礪""白芨"分别改为"枯矾""泽泻""威灵仙""川芎""黄芪""牡蛎""白及"。

提 要

是书为秘传讹误而设。《内经》为医学之祖，古昔圣人所以仁天下利后世，无秘妙也。惟是广大精深，研求匪易。学者偶有一得，往往秘而不宣，然始则秘焉而不传，终则传焉而仍秘。故愈秘而愈歧其说，亦愈传而愈失其真，秘传之名出，讹误之害多矣。以救时济世之心，寄于辨证立方之下。表章古训，斟酌时宜，开卷之余，即得门而入矣，岂非千古一大快事哉！

是书以《内经》为主，而采择于《难经》者，仍以《内经》为权衡。盖《难经》去古已远，于《内经》中微言奥旨，尚未深明，不免得失参半。人配天地为三才，在在①与造化通消息，一身之中，五运六气之理皆备焉。确然而不易，显然而可征。非涉空谈，实有定法，其取裁有不得不严者。外此而百家之书，等之自桧②，有如规矩陈设，不可欺以方圆也，然此理明而百家之书可读矣。

是书首藏府经络，次脉法，次热病，又次则妇人小儿以及杂证，分为六类，命名别有深意，而大要不外身心性命之理，伦常日用之间。其从事之方，入道之序，亦昭著焉。藏府经络明，则造化之精微，识其定体；脉法明，则病机之变动，握其全神；热病明，则治法之精粗，得其大旨。于此道思过半矣。而更于妇人以观生化之始，小儿以见长养之机，杂证以极贯通之妙。微者显之，博者约之，触类引伸，则存乎达人耳。

---

① 在在：处处，各方面。
② 自桧（guì贵）：自我美化。桧，装饰。

是书大都以经解经，而其间有明引经文者，有暗用经文者，有以一经而通数解者，有合数经而得一解者。至若坊本不一，则从乎古；众说不同，则取其长。务在彻始彻终，至精至当也。且上通乎六经六书之旨，下达乎万事万物之原，或比喻而发其微，或问答而穷其变，虽抵牾①于流俗，实推本于古人，文则成于无心，理必求其有据，披吟之下，涉猎及之，亦令人游神太虚，高语隆古，而生意满前矣。

古罗杨兆清识

---

① 抵牾（dǐwǔ 底五）：抵触，冲突。彼此矛盾。

目 录

---

① 十二经寄位图说：原为"十二经寄位图""十二经寄位说"，据正文改。

卷八　遏移全篇

卷九　砭惑上篇

---

① 内服药方：原无，据正文加。

卷一　慎学上篇

述　略

余尝好为文章，然初落笔则自喜，越宿则耻之，辄投之水火。人或能道其十一，而余忘焉若他人之作。是书也成，好事假而传观，余急索而焚之。以为焚之矣，而不知付之钞胥①者之暗且速也。且请曰：天下之理，当与天下共之，盍征其实、议其名焉？余笑曰：山客之曰山客也，以绝名也。山客且无名，是庸必有名乎？然是书也，不幸而独存于灰烬之外。余不名，亦必有名之者，则且名之而述其略曰。

山客生而患喘，一月必数发，发必数日愈。然虽暂愈，而其气积焉而不能平。年十六始读书，略观大意。经史而外，泛涉众流，偶有所得，则欣然不倦，废餐寝。逮夫中原多难，陟岵遐征②，帆辙东西，靡所定处，几③几十年矣。风尘罢病，游子终穷，有渔樵自废之志焉。是年仲兄方说易，朝夕凝思，不辍凉燠，为书让山客曰：无穷者志也，有待者时也。幸毋一日暇，暇者气之贼，吾将惧子病之有益焉。虽然，亦必有道矣，役乎耳目之前，争衡旦夕之间者，毋宁为其逸也。吾闻古之人之乐穷居者，往往其事甚细，而其道甚大，因寄所托，宪④于将来。盖一念不忘君国，而天地之大，名物之繁，经济之施，

---

① 钞胥：钞，誊写，俗作抄；胥：古代的小官。指掌。
② 陟岵（hù互）遐征：登山远行。岵，多草木的山；遐征，远行。
③ 几（jī积）：接近，差不多。
④ 宪：效法。

夷夏之防，诚察之微而计之密也。岂真徙倚湖山，侪猰鳄而邻鸮虺①，曾不少惜哉！而山客不答也，薄暮携竿出，饵巨鳞以归，剖而烹之，下浊酒数斗，顷而大吐，觉胸中郁积而凝结者，倾除殆尽，栩栩然策浮云以行，视平地如太空焉，醉耶，抑固然者耶？颓然而卧，夜将半始醒，坐对园林，山色接天，月华在水，怡然独契，清旷逼人。忆曩②者东瀛夜度，西华晓临，殆有如此境矣。披襟散步，临于前除③，一灯如萤，数箧任蠹④，启视之，一《内经》一《难经》，乃涉猎之年，曾一及之者也。又如旧好欢至，慰劳羁人，眷眷平生，永兹良夕，千古残缺之余，何遇之当前者，竟若是耶。夫秦汉以降，古籍废而伪学纷，方暗窃于古人，理显违于经旨，大都以为专门绝学，而秘妙相矜。愚者师之，智者亦惑焉，遑问其为性道之原，而调燮之本哉，乃为综考二经，提握大要，寒暑频嬗，草创屡新。凡类六，凡卷十，命曰《平法寓言》。夫物不得其平则鸣，气不得其平则病，平之为用亦大矣。举吾跋涉以来，所见为不平而可历砥于平者，胥于此乎发之。至于率尔临文，浩然思古，是又山客不平之病之大者，乃以平名其书，庸有当于书乎哉！于是仲兄易说初就，谓羲画轩文，有相为发明者，且长言而咏之，请更述其辞曰用八音表三腔韵：

　　年未盈四十，身不满七尺，芒屦短衣，霜晨露夕，大半天下，皆有车辙马迹，何处天风送客归，归来何有衹经籍。朝持

---

　　① 侪猰（jìng 静）鳄而邻鸮虺（xiāohuǐ 消悔）：与毒蛇猛兽为伴邻。猰，吃生母的虎豹兽；鸮，鸱鸮，猫头鹰一类的鸟；虺，毒蛇。

　　② 曩（nǎng 攮）：过去。

　　③ 除：台阶。

　　④ 任蠹：任由蛀蚀。

一竿以渔，暮搦一管以书，开卷而笑，不数唐虞，吁嗟乎！羲轩茫茫去万古，阴阳造化谁为补，浊酒一壶，奇文为脯，兴酣醉倒，吐出多少不曾人道语。酒醒时依然逆旅，况乃两鬓凋，双齿龋。同为客，谁是主，行与子相对一樽前，与古人兮揖让于空山风雨。

藏府经脉提要说

五行其天地之粗迹乎，而精言之则曰气与运；五藏其人之粗迹乎，而精言之则曰性与伦。五藏赋于五行，然则天地与人岂远乎？极气与运之用，而阴阳升降，生化收藏，莫之能穷矣；极性与伦之用，而德业文章，政刑礼乐，亦莫之能穷矣。夫天下亦至大至远，无处无五行，无人无五藏，而五行适当其中位，五藏适受其中气者曰中国。故具五行之德而五性完，推五性之用而五伦立。中国圣人，所以配天地为三才耳。子路问强，而孔子辨其方；白圭论赋，而孟子明其道。岂畛域之见哉，有由然矣。黄帝时上承制字画卦之源，下启平章昭明之治，咨岐伯而作《内经》，君臣之间，殷勤讲学。六合非广也，七尺非狭也，万事非多也，一理非简也。凡以天地之道，求之于身而无不足耳，岂区区民病之一端云尔哉？然而藏府隐于内，经脉伏于外，孰高孰下，孰左孰右，孰顺孰逆，孰阴孰阳，按法立方，捷于影响，非首出之圣，神明不测，乌能至是。岂徵荒邪说，剖形而观内景，无当实用者，可同日语哉。是即其末而观之，亦足见圣人之大也。夫审寒热之异，酌补泻之宜，一知半解，管窥蠡测，虽极百家之聪明材辨，以争传于世。譬之夜深月黑，盗贼猝人，觉者狂呼，闻者汗骇，贼东而逐之西，盗南而迹之北，侥幸偶获，则铺张扬厉，贪天功以为己力。列为成书，而叩以藏府之蕴奥，经脉之机缄，未有不茫然者也。尚欲其穷理尽性以修乃身乎？《难经》者设为问难之词，以明《内经》之旨者也。其间称引经文，略有殊异，亦如引《诗》、引《书》者，不必泥乎其词，亦在其义而已。第其玉石相杂，未可等观，故采取精粹者，合为卷帙，以资流览。其旨微而词显者，则见深见浅，存乎其人耳。若夫纲领所在，为诸家讹说，淆乱而不可解者，则词而辟之，以经证经，初非臆断，欲深究二经之全者，庶几先慎所学，得闻藏府经络之大要。而知学之精者，莫精于中国，而中国之学之精者，莫精于前古之圣人。圣人者，践形以尽性者也。夫官骸非虚器，禽兽判几希。性以形而存，则慎疾必窥其本；形以性而正，则穷理必溯其原。燮理阴阳，参赞化育。所以完此性也，非外求也；所以副①此形也，非后起也。通造化之权，达神明之德，气推迁而了如指掌，运往复而握若枢机，求之一身而有余，推之万世而无弊矣。彼尽弃其学而学非所学者何为哉？或谓《内经》作于汉儒，托其名于上古，而不知非也，其书大无不备，细无不该②，凡以前民用耳，世变既深，鄙诈渐作，小则窃其方药，大且乱其文章，汉儒之乱之，或有之矣。古今一大界限，判于秦汉之交。上瞩《春秋》，悬若霄壤，而谓其精深朴茂，能仿佛乎？又谓《难经》为仓公所著，而吾亦不谓然。吾观《史记·仓公传》，其为人诡谲荒诞，似非有道者。或以为战国时隐君子，其书传而其名不传，殆信然与。

---

① 副：符合。
② 该：义同"赅"，完备。《管子·小问》"四言者该"注：该，备也。

藏　府

黄帝问曰：愿闻十二藏^{藏，藏府之通称}之相使，贵贱何如？岐伯曰：悉乎哉问也！请遂言之。心者，君主之官也，神明出焉。肺者，相傅之官，治节出焉。肝者，将军之官，谋虑出焉。胆者，中正之官，决断出焉。膻中者，臣使之官，喜乐出焉。脾胃者，仓廪之官，五味出焉。大肠者，传道之官，变化出焉。小肠者，受盛之官，化物出焉。肾者，作强之官，伎巧出焉。三焦者，决渎之官，水道出焉。膀胱者，州都之官，津液藏焉，气化则能出矣。凡此十二官者，不得相失也。故主明则下安，以此养生则寿，殁世不殆，以为天下则大昌。主不明则十二官危，使道闭塞而不通，形乃大伤，以此养生则殃，以为天下，其宗大危。戒之戒之！

喜乐考

膻中，气海也。喜乐，心主之所出也。膻中之地，当心主之前，故又名心主之宫城。此之不言心主而言膻中者，举其地也。且三焦经有曰"布膻中，散络心包"，分明二物矣。俗方书谓包络即膻中，不知包络者，心之包络，脂膜细筋，匝然心外，包之络之，故曰心包络。心主与三焦为表里，有经而无形，其脉内属心包络，为心之臣使。臣使者，无定职无定位者也。心为大君，荡荡无为。心主者，主持庶政，手厥阴之尊称也，岂独喜乐之所出哉？心之志为喜，心主承君之命以出，喜乐特其一端耳。

三焦考

焦，相火游行也。从火，雥声。雥，朱鸟，南方之神，文明而善飞者也。一腔之中，所以容藏府者，质则有厚薄，理则有纵直，而分之则有三，曰上曰中曰下。相火游行其间，故曰三焦。其脉与心主相为表里，亦有经而无形，一使臣之无定职而亦无定位也。上中下皆游行之区，非自有之地，犹心主之脉属心包络，而心包非心主之所有也。决渎水道，亦其兼司，犹心主之兼司喜乐也。世有谓三焦之形大如臂、白如脂者，不经之甚。马元台注《内经》，竟存其说，抑不思既曰三焦矣，而曰大如臂，将何由分而为三，若者上，若者中，若者下乎？

《刺禁论》曰：**藏有要害，不可不察。肝生于左，肺藏于右，心部于表，肾治于里，脾为之使，胃为之市。膈肓之上，中有父母，七节之旁，中有小心。**

小心考 凡先后相交之理具见论中

肝应春，生发之气始于左。肺应秋，收藏之气始于右。心应夏，气盛于外。肾应冬，气敛于内。脾主四时，受先天之动气，摩荡于府，一脉动则百脉动，故曰为之使也。胃为太仓，受后天之生气，运行于身，新者入而故者出，故曰为之市也。手少阳之脉布膻中，手厥阴之脉起胸中，二经配合而为相火，上承君火，临下以出治，故曰中有父母也。脊骨凡二十一节，由下逆数而上七节，肾之位也；七节之旁，肾之前，少腹之中也。小心者，人所禀于父母，生生之动气也。

《决气论》曰：**两神相搏，合而成形，常先身生，是谓精。**

盖神者，心之所藏也；精者，肾之所藏也。上下相感而精泄，阴阳相合而形成。成形者，精也；所以成形者，神也。人之生也，赖此神气动于少腹之中而不息，上熏于脾，脾动而后胃府亦动，此先后天之所以相交也。心为生之本，尊所禀受，故曰中有小心也。《难经》推其本则曰生气之原，指其实则曰脐下肾间动气，其论小心可谓至精至详矣。乃谓肾有两藏，左者为肾，右者为命门，则泥于旁字，而失中字之义矣。前后左右，是谓四旁，细绎中字，肾附于腰，则旁字固跃然在前也。

考《卫气》曰：足太阳之本，在跟以上五寸中，标在两络命门。命门者，目也。《根结》又曰：太阳脉根于至阴，结于命门。命门者，目也。

盖目者，传命之门，神甫动于中，命即行于目，是故感召本于无形，善败莫能相掩。古人命名之旨微哉。《难经》以目之本名而称肾，以肾为小心，是一误而再误矣。后世不求其论小心之详，而徒从其称命门之误。诊之右尺，是再误而流为三误矣。虽然《难经》固明言生气之无可诊也，误而至于三，岂《难经》之咎哉？乱法悖经，断自术士《叶韵》① 歌诀始。

帝曰：藏象何如？岐伯曰：心者生之本，神之变也，其华在面，其充在血脉，为阳中之太阳，通于夏气。肺者气之本，魄之处也，其华在毛，其充在皮，为阳②中之太阴，通于秋气。肾者主蛰，封藏之本，精之处也，其华在发，其充在骨，为阴中之少阴，通于冬气。肝者罢极之本，魂之居也，其华在爪，其充在筋，以生血气，其味酸，其色苍，此为阳中之少阳，通于春气。脾、胃、大肠、小肠、三焦、膀胱者，仓廪之本，营之居也，名曰器，能化糟粕，转味而入出者也，其华在唇四白，其充在肌，其味甘，其色黄，此至阴之类，通于土气。凡十一藏，取决于胆也。

《二十五难》曰：经有十二，五藏六府十一耳，其一经何等

---

① 叶韵：当指清代医家朱书所撰《医方叶韵》。

② 阳：原作"阴"，据《素问·六节藏象论》改。

经也？然：一经者，手少阴与心主别脉也，心主与三焦为表里，俱有经而无形，故言经有十二也。

《三十一难》曰：三焦何禀何生？何始何终？其治常在何许？可晓以不？然：三焦者，水谷之道路，气之所终始也。上焦者，在心下，下膈，在胃上口，主纳而不出，其治在膻中，玉堂下一寸六分，两乳间陷中。中焦者，在胃中脘，不上不下，主腐熟水谷，其治在脐旁。下焦者，在脐下，当膀胱之上，主分别清浊，主出而不纳，以传道①也，其治在脐下一寸，故名曰三焦。

《三十三难》曰：肝青象木，肺白象金。肝得水而沉，木得水而浮；肺得水而浮，金得水而沉。其意何也？然：肝者，非为纯木也，乙角也，庚之柔。大言阴与阳，小言夫与妇。释其微阳，而吸其微阴之气，其意乐金，又行阴道多，故令肝得水而沉也。肺者，非为纯金也，辛商也，丙之柔。大言阴与阳，小言夫与妇。释其微阴，昏②而就火，其意乐火，又行阳道多，故令肺得水而浮也。肺熟而复沉，肝熟而复浮者，何也？故知辛当归庚，乙当归甲也。

《三十四难》曰：五藏各有色、臭、味、声、液，可晓知以不？然：《十变》言，肝色青，其臭臊，其味酸，其声呼，其液泣；心色赤，其臭焦，其味苦，其声言，其液汗；脾色黄，其臭香，其味甘，其声歌，其液涎；肺色白，其臭腥，其味辛，其声哭，其液涕；肾色黑，其臭腐，其味咸，其声呻，其液唾。是五藏色、臭、味、声、液。五藏有七神，各何所主耶？然藏

---

① 道：传导。《难经·三十一难》作"导"。

② 昏：本义指日下沉，后引申为婚礼，此处意指相配。

者，人之神气所舍藏也。故肝藏魂，心藏神，肺藏魄，脾藏意与智，肾藏精与志也。

《四十难》曰：经言肝主色，心主臭，脾主味，肺主声，肾主液。鼻者，肺之候，而反知香臭；耳者，肾之候，而反闻声，其意何也？然：肺者，西方金也，金生于巳，巳者南方火，火者心，心主臭，故令鼻知香臭；肾者北方水也，水生于申，申者西方金，金者肺，肺主声，故令耳闻声。

《四十一难》曰：肝独有两叶，以何应也？然：肝者东方木也，木者春也，万物之始生，其尚幼小，意无所亲，去太阴尚近，离太阳不远，犹有两心，故令有两叶，亦应木叶也。

岐伯曰：夫胸腹，藏府之郭也。膻中者，心主之宫城也。胃者，太仓也。咽喉小肠者，传送也。胃之五窍者，闾里门户也。廉泉玉英者，津液之道也。故五藏六府者，各有畔介①。

岐伯曰：腰脊者，身之大关节也；支胫者，人之管以趋翔也；茎垂者，身中之机，阴精之候，津液之道也。

黄帝问于岐伯曰：余尝上于清冷之台，中阶而顾，匍匐而前则惑。余私异之，窃内怪之，独瞑独视，安心定气，久而不解，独博_{音团，心劳也}，《诗》：劳心博博兮独眩，被发长跪，俯而视之，后久之不已也。卒然自上，何气使然？岐伯对曰：五藏六府之精气，皆上注于目而为之睛②，睛之窠为眼，骨之精为瞳子，筋之精为黑眼，血之精为络，其窠气之精为白眼，肌肉之精为约束，裹撷筋骨血气之精而与脉并为系，上属于脑，后出于项中。故邪中于项，因逢其身之虚，其入深，则随眼系

---

① 介：界限。
② 睛：《灵枢·大惑论》作"精"。本段"睛"同。

以入于脑，入于脑则脑转，脑转则引目系急，目系急则目眩以转矣。邪中其睛，其睛不相比也，则精散，精散则视岐，视岐见两物。目者，五藏六府之精也，营卫魂魄之所常营也，神气之所生也。故神劳则魂魄散，志意乱，是故瞳子黑眼法于阴，白眼赤脉法于阳也。故阴阳和传_{去声}而精明也。目者，心使也。心者，神之舍也。故神精乱而不转，卒然见非常处，精神魂魄，散不相得，故曰惑也。

按：上解惑一条，凡目疾百端，皆可于此求其本、清其源矣。世俗眼科，矜奇立异。谓瞳子为水轮，黑眼为风轮，血络为血轮，白眼为气轮，约束为肉轮，已属无谓。尤谬者创分八廓，配列八卦，左右俱从内眦之上，起数震、巽、离、坤、兑、乾、坎、艮，至内眦之下而终，是一逆八卦、一顺八卦矣。自五轮八廓之说出，岂知五藏六府为何物哉？或曰目病之久而翳生者何也？曰翳生于目，而所以生翳者不在目也，无形之气结为有形之物，仍于藏府中求之则得矣。

天不足西北，故西北方阴也，而人右耳目不如左明也；地不满东南，故东南方阳也，而人左手足不如右强也。帝曰：何以然？岐伯曰：东方阳也，阳者其精并于上，并于上则上明而下虚，故使耳目聪明而手足不便也；西方阴也，阴者其精并于下，并于下则下盛而上虚，故使耳目不聪明而手足便也。故俱感于邪，其在上则右甚，在下则左甚，此天地阴阳所不能全也，故邪居之。

岐伯曰：人有髓海，有血海，有气海，有水谷之海，凡此四者，以应四海也。黄帝曰：远乎哉，夫子之合人天地四海也，愿闻应之奈何？岐伯曰：必先明知阴阳表里荥输_{所出为井，所流为荥，所注为输，所行为经，所入为合}所在，四海定矣。黄帝曰：

定之奈何？岐伯曰：胃者，水谷之海，其输上在气街，下至三里；冲脉者，为十二经之海，其输上在于大杼，下出于巨虚之上下廉；膻中者，为气之海，其输上在柱骨之上下，前在于人迎；脑为髓之海，其输上在于其盖，下在风府。黄帝曰：凡此四海者，何利何害？何生何败？岐伯曰：得顺者生，得逆者败；知调者利，不知调者害。黄帝曰：四海之逆顺奈何？岐伯曰：气海有余者，气满胸中，悗息^①面赤；气海不足，则气少不足以言。血海有余，则常想其身大，怫然不知其所病；血海不足，则常想其身小，狭然不知其所病。水谷之海有余，则腹满；水谷之海不足，则饥不受谷食。髓海有余，则轻劲多力，自过其度；髓海不足，则脑转耳鸣，胫痠眩冒，目无所见，懈怠安卧。

《五藏别论》曰：脑、髓、骨、脉、胆、女子胞，此六者，地气之所生也。皆藏于阴而象于地，故藏而不泻，名曰奇恒之府。夫胃、大肠、小肠、三焦、膀胱，此五者，天气之所生也。其气象天，故泻而不藏，此受五藏浊气，名曰传化之府。此不能久留，输泻者也，魄门亦为五藏使，水谷不得久藏。所谓五藏者，藏精气而不泻也，故满而不能实；六府者，传化物而不藏，故实而不能满也。

按：以天地阴阳论列藏府，其义不一。经故曰：数之可十，推之可百，数之可千，推之可万也。数无穷理亦无尽，于此可见矣。

卷二　慎学下篇

经　络

雷公问于黄帝曰：《禁服》《内经》篇名之言，凡刺之理，经络为始，营其所行，制其度量，内次五藏，外别六府，愿尽闻其道。黄帝曰：人始生，先成精，精成而脑髓生，骨为干，脉为营，筋为刚，肉为墙，皮肤坚而毛发长，谷入于胃，脉道以通，血气乃行。雷公曰：愿卒闻经脉之始生。黄帝曰：经脉者，所以能决死生，处百病，调虚实，不可不通。

肺手太阴之脉，起于中焦，下络大肠，还循胃口，上膈属肺，从肺系横出腋下，下循臑音输，肩下肘上内肉，俗所谓老输肉是也内，行少阴心主之前，下肘中，循臂内上骨下廉侧也，入寸口，上鱼，循鱼际，出大指之端；其支者，从腕后直出次指内廉，出其端。是动则病肺胀满，膨膨而喘咳，缺盆中痛，甚则交两手而瞀音茂，闷乱也，**此为臂厥**。是主肺所生病者，咳，上气喘渴，烦心，胸满，臑臂内前廉痛、厥，掌中热。气盛有余则肩臂痛，风寒汗出，中风，小便数而欠；气虚则肩臂痛、寒，少气不足以息，溺色变。为此诸病，盛则泻之，虚则补之，热则疾之，寒则留之，陷下则灸之，不盛不虚，以经取之以上七句，论周身诊法并针法灸法，下同。**盛者寸口大三倍于人迎，虚者则寸口反小于人迎也**人迎、寸口，详见《启悟》上篇左右阴阳诊法，下同。

大肠手阳明之脉，起于大指次指之端，循指上廉，出合谷两骨之间。上入两筋之间，循臂上廉，入肘下廉，上臑外前廉，

上肩，出髃_{音虞，肩前两骨间}骨之前廉，上出于柱骨之会上，下
入缺盆，络肺，下膈属大肠；其支者，从缺盆上颈贯颊_{音夹}，
入下齿中，还出挟口，交人中，左之右，右之左，上挟鼻孔。
是动则病齿痛颈肿。是主津液所生病者，目黄，口干，鼽_{音求，}
_{涕室也}衄_{音忸，鼻出血也}，喉痹_{解见卷九}，肩前臑痛，大指次指
痛不用。气有余则当脉所过者热肿，虚则寒栗不复。为此诸病，
盛则泻之，虚则补之，热则疾之，寒则留之，陷下则灸之，不
盛不虚，以经取之。盛者人迎大三倍于寸口，虚者人迎反小于
寸口也。

　　胃足阳明之脉，起于鼻之交頞_{音遏，眉间两旁，能蹙动处也，}
_{或谓鼻茎者非}中。旁约太阳之脉，下循鼻外，入上齿中，还出挟
口环唇，下交承浆，却循颐后下廉，出大迎，循颊车，上耳前，
过客主人，循发际，至额颅；其支者，从大迎前下人迎，循喉
咙，入缺盆，下膈属胃络脾；其直者，从缺盆下乳内廉，下挟
脐，入气街中；其支者，起于胃口，下循腹里，下至气街中而
合，以下髀_{音俾，股也}关抵伏兔，下膝髌_{音牝，膝盖骨}中，下循
胫外廉，下足跗_{音夫}入中指内间；其支者，下膝①三寸而别，下
入中指外间；其支者，别跗上，入大指间出其端。是动则病洒
洒振寒，善呻、数欠、颜黑。病至则恶人与火，闻木声则惕然
而惊，心欲动，独闭户塞牖而处，甚则欲上高而歌，弃衣而走，
贲_{音奔}响腹胀，是为骭_{音干}厥。是主血所生病者，狂、疟、温淫
汗出，鼽衄，喎_{音乖，口戾不正也}，唇胗_{音轸，唇疡也}，颈肿喉
痹，大腹水肿，膝髌肿痛，循膺乳、气街、股伏兔、骭外廉、
足跗上皆痛，中指不用。气盛则身以前皆热，其有余于胃，则

---

　　①　膝：原误作"廉"。据《素问·阴阳离合论》改。

消谷善饥，溺色黄。气不足则身以前皆寒栗，胃中寒则胀满。为此诸病，盛则泻之，虚则补之，热则疾之，寒则留之，陷下则灸之，不盛不虚，以经取之。盛者人迎大三倍于寸口，虚者人迎小于寸口也。

脾足太阴之脉，起于大指之端，循指内侧白肉际，过核骨后，上内踝_{音跨}前廉，上踹_{专上声，足跟也}内，循胫骨后，交出厥阴之前，上膝股内前廉，入腹属脾络胃，上膈挟咽，连舌本，散舌下；其支者，复从胃别上膈，注心中。是动则病舌本强_{去声}，食则呕，胃脘痛，腹胀善噫，得后与气则快然如衰，身体皆重。是主脾所生病者，舌本痛，体不能动摇，食不下，烦心，心下急痛，溏_{音唐}，瘕_{音退}泄，水闭，黄瘅_{音旦}，不能卧，强立，股膝内肿，厥，足大指不用。为此诸病，盛则泻之，虚则补之，热则疾之，寒则留之，陷下则灸之，不盛不虚，以经取之。盛者寸口大三倍于人迎，虚者寸口反小于人迎也。

心手少阴之脉，起于心中，出属心系，下膈，络小肠；其支者，从心系上挟咽_{咽又名嗌，食管也，气管名喉}，系目系；其直者，复从心系却上肺，下出腋下，循臑内后廉，行手太阴心主之后，下肘内，循臂内后廉，抵掌后锐骨之端，入掌内后廉，循小指之内出其端。是动则病嗌干，心痛，渴而欲饮，是为臂厥。是主心所生病者，目黄，胁痛，臑臂内后廉痛、厥，掌中热痛。为此诸病，盛则泻之，虚则补之，热则疾之，寒则留之，陷下则灸之，不盛不虚，以经取之。盛者寸口大再倍于人迎，虚者反小于人迎也。

小肠手太阳之脉，起于小指之端，循小指外侧上腕，出踝中，直上循臂骨下廉，出肘内侧两筋之间，上循臑外后廉，出肩解_{肩臂两骨相合之间，臂伸则合，垂则解也}，绕肩胛，交肩上，入缺盆，循咽络心，下膈抵胃，属小肠；其支者，从缺盆循颈上颊，至目锐眦音赀，却入耳中；其支者，别颊上䪼音拙，颧下也，抵鼻至目内眦，斜络于颧。是动则病嗌痛，颔①肿，不可以顾，肩似拔，臑似折。是主液所生病者，耳聋，目黄，颊肿，颈颔、肩臑、肘臂外后廉痛。为此诸病，盛则泻之，虚则补之，热则疾之，寒则留之，陷下则灸之，不盛不虚，以经取之。盛者人迎大再倍于寸口，虚者反小于寸口也。

膀胱足太阳之脉，起于目内眦，上额交颠；其支者，从颠至耳上角；其直者，从颠入络脑，还出别下项，循肩膊内，挟脊抵腰中，入循膂，络肾，属膀胱；其支者，从腰中下挟脊，贯臀，入腘中；其支者，从膊内左右别下贯胛音甲，背上两膊间也，挟脊内，过髀枢，循髀外，从后廉下合腘中，以下贯踹内，出外踝之后，循京骨，至小指外侧。是动则病冲头痛，目似脱，项如拔，脊痛，腰似折，髀不可以曲。腘如结，踹如裂，是为踝厥。是主筋所生病者，痔、疟、狂癫疾，头囟项痛，目黄，泪出，鼽衄，项背、腰尻考平声，脊骨尽处也、腘、踹、脚皆痛，小指不用。为此诸病，盛则泻之，虚则补之，热则疾之，寒则留之，陷下则灸之，不盛不虚，以经取之。盛者人迎大再倍于寸口，虚者人迎反小于寸口也。

肾足少阴之脉，起于小指之下，邪趋足心，出于然谷之下，循内踝之后，别入跟音根，足踵也中，以上踹内，出腘内廉，上股内后廉，贯脊，属肾，络膀胱；其直者，从肾上贯肝膈，入肺中，循喉咙，挟舌本；其支者，从肺出络心，注胸中。是动则病饥不欲食，面如漆柴。咳音慨唾则有血，喝喝音曷，喘声也

---

① 颔：脖子的通称。《灵枢·经脉》作"颔"。

而喘，坐而欲起，目肮肮音亢，目不明也如无所见，心如悬，若饥状，气不足则善恐，心惕惕如人将捕之，是为骨厥。是主肾所生病者，口热舌干，咽肿，上气，嗌干及痛，烦心，心痛，黄瘅，肠澼，脊股内后廉痛，痿，厥，嗜卧，足下热而痛。为此诸病，盛则泻之，虚则补之，热则疾之，寒则留之，陷下则灸之，不盛不虚，以经取之。盛者寸口大再倍于人迎，虚者寸口反小于人迎也。

　　心主手厥阴之脉，起于胸中，出属心包络，下膈，历络三焦；其支者，循胸中出胁，下腋三寸，上抵腋，下循臑内，行太阴少阴之间，入肘中，下臂行两筋之间，入掌中，循中指出其端；其支者，别掌中，循小指次指出其端。是动则病手心热，臂肘挛急，腋肿，甚则胸胁支满，心中憺憺音澹，荡摇也大动，面赤，目黄，喜笑不休。是主脉所生病者，烦心，心痛，掌中热。为此诸病，盛则泻之，虚则补之，热则疾之，寒则留之，陷下则灸之，不盛不虚，以经取之。盛者寸口大一倍于人迎，虚者寸口反小于人迎也。

　　三焦手少阳之脉，起于小指次指之端，上出两指之间，循手表腕，出臂外两骨之间，上贯肘，循臑外上肩，而交出足少阳之后，入缺盆，布膻中，散络心包，下膈，循属三焦；其支者，从膻中上出缺盆，上项，系耳后，直上出耳上角，以屈下颊，至䪼；其支者，从耳后入耳中，出走耳前，过客主人前，交颊，至目锐眦。是动则病耳聋，浑浑焞焞耳中作声，如浑浑焞焞也，嗌肿喉痹。是主气所生病者，汗出，目锐眦痛，颊肿，耳后、肩臑、肘臂外皆痛，小指次指不用。为此诸病，盛则泻之，虚则补之，热则疾之，寒则留之，陷下则灸之，不盛不虚，以经取之。盛者人迎大一倍于寸口，虚者人迎反小于寸口也。

胆足少阳之脉，起于目锐眦，上抵头角，下耳后循颈，行手少阳之前，至肩上，却交出手少阳之后，入缺盆；其支者，从耳后入耳中，出走耳前，至目锐眦后；其支者，别锐眦，下大迎，合手少阳，抵于颞下，加颊车，下颈，合缺盆，以下胸中，贯膈，络肝属胆，循胁里，出气街，绕毛际，横入髀厌中；其直者，从缺盆下腋，循胸过季胁，下合髀厌中，以下循髀阳，出膝外廉，下外辅骨之前，直下抵绝骨之端，下出外踝之前，循足跗上，入小指次指之间；其支者，别跗上，入大指之间，循大指歧骨内出其端，还贯爪甲，出三毛。是动则病口苦，善太息，心胁痛，不能转侧，甚则面微有尘，体无膏泽，足外反热，是为阳厥。是主骨所生病者，头痛颔痛，目锐眦痛，缺盆中肿痛，腋下肿，马刀侠瘿，汗出，振寒，疟，胸、胁肋、髀膝外至胫绝骨外踝前及诸节皆痛，小指次指不用。为此诸病，盛则泻之，虚则补之，热则疾之，寒则留之，陷下则灸之，不盛不虚，以经取之。盛者人迎大一倍于寸口，虚者人迎反小于寸口也。

肝足厥阴之脉，起于大指丛毛之际，上循足跗上廉，去内踝一寸，上踝八寸，交出太阴之后，上腘内廉，循股阴入毛中，过阴器，抵小腹，挟胃，属肝络胆，上贯膈，布胁肋，循喉咙之后，上入颃颡，连目系，上出额，与督脉会于颠；其支者，从目系下颊里，环唇内；其支者，复从肝别贯膈，上注肺。是动则病腰痛，不可以俯仰，丈夫㿉^{音溃}疝，妇人少腹肿，甚则嗌干，面尘，脱色。是主肝所生病者，胸满，呕逆，飧泄，狐疝，遗溺，闭癃^{音隆}。为此诸病，盛则泻之，虚则补之，热则疾之，寒则留之，陷下则灸之，不盛不虚，以经取之。盛者寸口大一倍于人迎，虚者反小于人迎也。

《二十三难》曰：经脉十二，络脉十五，何始何穷也？然：经脉者，行血气，通阴阳，以荣于身者。其始从中焦注手太阴、阳明；阳明注足阳明、太阴；太阴注手少阴、太阳；太阳注足太阳、少阴；少阴注手心主、少阳；少阳注足少阳、厥阴；厥阴复还注于手太阴。别络十五，皆因其原肺太渊，心主大陵，肝太冲，脾太白，肾太溪，少阴兑骨，胆丘墟，胃冲阳，三焦阳池，膀胱京骨，大肠合谷，小肠腕骨，皆十二经所出之原。谓之原者，三焦之所行气之所留止也，如环无端，转相灌溉，朝于寸口、人迎，以处百病，而决死生也。

十五络考

十二经各有络，络各有名。手太阴曰列缺，少阴曰通里，心主曰内关，太阳曰支正，阳明曰偏历，少阳曰外关，足太阳曰飞扬，少阳曰光明，阳明曰丰隆，太阴曰公孙，少阴曰大钟，厥阴曰蠡沟，又有脾之大包。而在奇经者，则有任之尾翳，督之长强，合为十五络。而他经之络，虽虚里不与焉，盖以任者任于前，督者督于后，故能与十三络者相上下也。虽《难经》不考其实，乃曰阴络者阴跷之络，阳络者阳跷之络，无经行之处，无可指之名，意在解经，而反不翅①《内经》之详矣。

黄帝曰：脉行之逆顺奈何？岐伯曰：手之三阴，从藏走手；手之三阳，从手走头；足之三阳，从头走足；足之三阴，从足走腹。

夫人之常数，太阳常多血少气，少阳常少血多气，阳明常多气多血，少阴常少血多气，厥阴常多血少气，太阴常多气少血，此天之常数。足太阳与少阴为表里，少阳与厥阴为表里，

———————————————————

① 不翅：不如。翅，通"啻"，只。

阳明与太阴为表里，是谓足阴阳也。手太阳与少阴为表里，少阳与手心主为表里，阳明与太阴为表里，是谓手阴阳也。令知手足阴阳所苦，凡治病必先去其血，乃去其所苦，伺之所欲，然后泻有余，补不足。

黄帝曰：手少阴之脉独无腧，何也？岐伯曰：少阴心脉也。心者，五藏六府之大主也，精神之所舍也，其藏坚固，邪弗能容也，容之则心伤，心伤则神去，神去则死矣，故诸邪之在于心者，皆在于心之包络。包络者，心主之脉也，故独无腧焉。黄帝曰：少阴独无腧者，不病乎？岐伯曰：其外经病而藏不病，故独取其经于掌后锐骨之端。其余脉出入屈折其行之疾徐，皆如手少阴心主之脉行也。故本腧者，皆因其气之虚实疾徐以取之，是谓因冲而泻，因衰而补。如是者，邪气得去，真气坚固，是谓因天之序《本腧》，《内经》篇名。

胃之大络，名曰虚里。贯膈络肺，出于左乳下，其动应衣，脉宗气也。盛喘数绝者，则病在中，结而横，有积矣，绝不至曰死。乳之下，其动应衣，宗气泄也。

奇 经

《二十七难》曰：脉有奇经八脉者，不拘于十二经，何也？然：有阳维、阴维、阳跷、阴跷、冲、督、任、带，此八脉者，皆不拘于经，故曰奇。经有十二，络有十五，凡二十七气，相随上下，何独不拘于经也？然：圣人图设沟渠，通利水道，以备不然，天雨降下，沟渠满泆①，当此之时，霶霈②妄行，圣人

---

① 满泆：泆通"溢"。《难经·二十七难》作"溢满"。水满而出。
② 霶霈（pāngbó 乓博）：《难经·二十七难》作"霶霈"。《集韵》曰："霶，本作滂，沛也。"联绵词语，喻雨雪盛貌。

不能复图也。此络脉满泆，诸经不能复拘也。

《二十八难》曰：奇经者，既不拘于十二经，皆何起何终也？然：阳维、阴维者，维络于身，不能环流灌溉诸经者也。故阳维起于诸阳会，阴维起于诸阴交也。阳跷脉者，起于跟中，循外踝上行，入风池。阴跷脉者，亦起于跟中，循内踝上行，至咽喉，交贯冲脉。冲脉者，起于气冲，并足阳明之经，夹脐上行，至胸中而散。督脉者，起于下极之俞，并于脊里，上至风府，入属于脑。任脉者，起于中极之下，以上毛际，循腹里，上关元，至咽喉。带脉者，起于季胁，回身一周。比于圣人图设沟渠，沟渠满泆，流于深湖，故圣人不能复拘也，而人脉隆盛，入于八脉而不还周，故十二经亦不能拘之。

《二十九难》曰：奇经之为病何如？然：阳维维于阳，阴维维于阴，阴阳不能自相维，则怅然失志，溶溶不能自收持。阳维为病苦寒热，阴维为病苦心痛。阳跷为病，阴缓而阳急；阴跷为病，阳缓而阴急。冲之为病，气逆而里急。督之为病，脊强而厥。任之为病，男子内结十疝①，女子带下瘕聚。带之为病，腹满，腰溶溶，若坐水中，此奇经八脉之为病也。

十疝带下瘕聚考

十，别本多误作七。疝且不止于十。曰十，举其大略也。疝，从疒，山声。山，宣散也，疝，不宣散也，故曰内结十疝。考疝有有名者，有无名者。无名者，以五藏名之；有名者，曰厥，曰冲，曰癀，曰癫，曰孤是也。厥疝，腹中积气也；冲疝，气上冲心也；癀疝，浑浊下溃也；癫疝，阴器肿大颓然也；孤

---

① 男子内结十疝：《难经·二十九难》作"其内苦结，男子为七疝。"《素问·骨空论》作"男子内结七疝。"

疝，一睾偏肿也。按《内经》之例，男子曰疝，女子曰瘕。瘕聚者，忽聚忽散，而浑浊泆出也。又有石瘕，石瘕者，其坚如石，聚而不散，与此别也。疝瘕又属通称，如脾传之肾，病名疝瘕，少腹冤热而痛，出白是也。带下者，系带于下，以防瘕聚之浑浊也。俗方书以为带脉之病，或又以为带脉坠下，立为五带证名目。而凡妇人隐疾百端，皆以五证蔽之，受病浅者，偶然获愈；受病深者，未见有能生者也，岂不冤哉！不思凡诸经脉，皆行皮毛之内，肌肉之上，将何由而坠下乎？带脉病情，曰腹满，曰腰溶溶若坐水中，此不过无力收束而已。瘕聚之属，于彼有何干涉哉按：㿉疝，有日夜肿大者；有安卧则消，行动则长者。方书曲为之说，以孤疝之孤改作狐以名之，而两病之义俱废矣？

卷二 慎学下篇

二一

卷三 启悟上篇

脉法总论

经曰：望而知之谓之神，闻而知之谓之圣，问而知之谓之工，切脉而知之谓之巧。此分而赞之也，而非合而求之则其理不明。夫望、闻、问而终之以脉，脉而重之以切，因其文以味其旨。盖谓病之发于何藏何府，何经何形，属表属里，属阴属阳，为实为虚，为正为反，求之望与闻与问者，至此皆得之亲切，而初无隔阂也。顾古人之为是道也。穷天地万物之情，察阴阳五行之变，岂拘拘一端而已哉？犹之耳目手足，相辅也而不能相代；礼乐兵刑，相济也而不能相乱。谓耳目之即为手足，礼乐之即为兵刑，其可乎其不可乎？后世言诊者，仅得闻尺寸之一法，略而无其详，粗而遗其精。或又窃取古法之精且详者，参附于一法之中，以为得不传之秘，无端而藏府为之倒置，表里为之分张矣。尚欲不迷于诊候，洞见夫肺肝哉？至若七表八里九道三余，定为二十七脉之名者①，稽之古而不能征，考之今而无其义，尤不知其何说。其他似诗非诗之词、不伦不类之比，而且曰可意会而不可言传也，倘梏人之心思，而肆彼之欺诈者耶！求所为当于切之一言者，无千百之十一也。然则欲正其失，非挈领提纲，辨众法之同异；溯源探本，剖一字之精神，固必不可得矣。尝取脉之尤要者，凡十八法，引经以明之，使

① 二十七脉：指清代周梦觉在王叔和二十四种脉象的基础上，又补充了数、散、革三种，计二十七种脉象。详见下文"王氏《脉诀》"注。

得有所据；又取脉之常见者，凡四十法，引经以释之，使得有所考。有所据则不惑，有所考则不疑。不惑不疑，理得于心矣；理得于心，效应于手矣。虽然理岂可猝得，效岂可猝期哉？则求之必有渐，而习之必非偶也，及其至也。机审于微而若显，识全于险而若夷。技耶，道耶，圣而进之以几于巧耶，吾乌能知之。

平　脉　论 此论为学脉理之总法

诊之为道，所以察不平而使之归于平也。不平之所以察，以平察之也。非确察乎平之何以为平，必无以察乎不平之何以为不平，而治之以一归于平。所谓平者，胃气也；所谓不平者，胃气之多少有无也。土主四时，而位中央，故平之见端曰四动。坤以柔道而生万物，故平之全体曰和柔。夫四动则但无所谓迟数与至损、与结、与促、与代也。而和柔则所该者广矣。举凡病脉之偏倚者、乖戾者不得而拟议焉，故全乎和柔者，无病者也；反乎和柔者，必死者也。稍远于和柔，虽平也而病机已伏：稍近于和柔，虽危也而生气犹存，斯其为诊法之权衡与。

平　脉　法

《平人气象论》曰：人一呼脉再动，一吸脉亦再动，呼吸定息脉五动，闰以太息，命曰平人一本"脉五动"三字，在"闰以太息"之下，无"呼吸定息"四字。

呼气之出也，象春夏。吸气之入也，象秋冬。一呼一吸为一息。息者，气之所以息。坤主静也，四动者息而仍不息也，四序循环。坤之所以承天而时行也，五动象岁之闰也。无病之人，数十息中必有一息之长大者，而其气乃定，故曰闰以太息也。

又曰：**平人之常气禀于胃。和柔其德，顺四时至也。故人少胃曰病，无胃曰逆，逆者死**一作"和柔而应顺四时者也"，一作"胃者平人之常气也"，无"少胃曰病"四字，诸本异同，今不悉录。

物之生系乎土，人之生系乎胃。胃者，水谷之所藏，形气之所养也，和之义兼乎中。中者土之位也，柔之体全乎顺。顺者，坤之德也。少胃者，不全乎和柔之象也；无胃者，悉反乎和柔之象也。斯可以求之于心手之间，而得其辨别之妙矣。余详四时五藏脉法。

又曰：**脾平脉来，和柔相离**去声**，如鸡践地，曰脾平。长夏以胃气为本。**

考《玉机真藏论》曰：脾者土也，孤藏以贯四旁者也。善者不可见，恶者可见，取而较之，则和柔者纯善而无恶，乃言胃气而非言脾平明矣。曰脾平者，以本文上二条言春肝夏心，下二条言秋肺冬肾，而并举其藏耳。且其言春肝夏心秋肺冬肾也，亦皆曰以胃气为本，是分之以应四时，合之则归一贯，举不外和柔一语焉。长夏土之正位，故特揭明胃气之应以示人耳。至形容之曰如鸡践地，则不必凿求矣。

《十五①难》曰：脉来一呼再至，一吸再至，不大不小曰平。

脉有来去之分，自尺中动而来曰来，自寸口动而返曰去，但曰脉来，省文也。至犹言动也。一息四动而无大小之偏，亦可谓平。

---

① 五：当作"四"。

分诊论上

夫藏府之有定位者，生化本乎自然也。表里之必相合者，阴阳本无可离也。明乎阴阳生化之理，其于部位之当然，思过半矣。凡有生化，即有阴阳。是以肾寄位于两尺，少阴癸水也。而太阳壬水膀胱配之。肝寄位于左关，厥阴乙木也，而少阳甲木胆配之。心寄位于左寸，少阴丁火也，而太阳丙火小肠配之。脾寄位于右关，太阴己土也，而阳明戊土胃配之。肺寄位于右寸，太阴辛金也，而阳明庚金大肠配之。至若游行而无位者，则空中之火，厥阴心主少阳三焦相火之配合也，于上为臣使之职，于下为父母之尊详见卷一卷二，皆有经而无形焉。无形者有为，有形者无为。心为神明之大主，相为百职之总司。心主喜，故相为喜之所从出。君无为而相有为也。若夫肝之怒，脾之忧，肺之悲，肾之恐，则又皆心之所使，而相之所令矣。不见夫木得火而焰发，土得火而光含，金得火而辉流，水得火而气上者乎？空中有火，故无物不有火，《解精微论》中所以有五火之称也。

分诊论下

俗诀有以手少阳三焦候之右尺，手厥阴心主候之左寸者。阴阳决离，表里舛错，荒谬甚矣。而俱候于右尺者，抑尤近理乱真。凡肾与膀胱之阴不足阳有余者，即谓相火妄动。以此而夭枉者，殆不可数。考之经文，手厥阴少阳惟左右阴阳诊法有之，亦第以静躁辨之，而非有部位之可指。《阴阳类论》所以有游部之称也。《五运行大论①》曰：风寒在下，燥热在上，湿气在中，火游行其间。夫人得天地之气以生，无不与天地相应。且在天为风热湿燥寒，在地为木火土金水，在人为肝心脾肺肾，亦既详哉言之，则人身之相火，其游行而无定位，固确然而不易矣。承讹袭谬，茫然千载者，尤莫如以命门候之右尺。不思凡有部位之可分者，必有脉气之流行。故曰肺朝百脉，又曰脉会太渊，脉气之相通，诊法之所由立焉。考命门误称也，《内经》谓之小心详见卷一。乃人所受于父母，生生之动气也。无经脉之散布，无灌溉之周旋，故曰寸口脉平而死者，生气独绝于内也，是昔之圣神，固无能诊之者矣。列之右尺，非不读书者之过乎，昧者或又以大肠、小肠，候于两尺，谓浊阴不得上干，是阴阳升降之故，且毕世未闻矣。此固不足辨者，必欲为不足辨之辨，则或辞曰，头圆象天，尊于百骸众体。而大肠、小肠之脉，或行而上焉，或行而下焉，尚其叩造化之司，而与争位置乎？若营气之转输灌溉于十二经者，其理精深，固不必道也。

分　诊　法

《脉要精微论》曰：尺后②两旁，则季胁也。尺外以候肾，内③以候腹，中附上，左外以候肝，内以候膈，右外以候胃，内以候脾，上竟上，左外以候心，内以候膻中，右外以候肺，

---

① 五运行大论：原作"五运大行论"，据《素问》乙转。下同。
② 尺后：《素问·脉要精微论》作"尺内"。
③ 内：《素问·脉要精微论》作"尺里"。

内以候胸中，左以候前，右以候后①，上竟上者，胸喉中事也。下竟下者，少腹、腰、股、膝、胫、足事也②。

尺后者三部尽处也。两旁者脉行筋骨之间，近大骨为外旁，近两大筋为内旁。下言内外者同。中附上关也，上竟上寸也，下竟下尺也。左以候前，小肠、膀胱之气通于前阴也。右以候后，胃与大肠之气通于后阴也。不言诸府者，以藏统府也。独言胃者，脉禀胃气，举所重也。季胁、腹膈、膻中、胸中、胸喉、少腹、腰、股、膝、胫、足云云，大都各随部位之相近而泛然言之，与《三部九候》法中主某处至某处之有疾，其文可类观也。昧者遂于此中穿凿以通曲说，附会以乱经言。不思言腹而何以不及背，言胁而何以不及肩，言喉而何以不及头，言足而何以不及手，此数者并非若藏之与府，表里相因，举此可该彼也，其为泛及之辞，决无疑焉。能不以文害辞，则亦生灵之福矣。

附　尺寸切字解

许慎谓寸从手却一寸，其说良是。故统三部而言曰寸口。谓尺从尸从乙，十寸也，殊少分辨。《难经》曰分寸为尺，分尺为寸。阴得尺中一寸，阳得寸内九分，尝推其说。数起于一成于九，九而九之，九九八寸一分成一尺。故自其数之起而言，上部亦曰寸。自其数之成而言，下部亦曰尺也。尺当从尸八省。古者以八寸为尺，故诊寸口曰切。切当从人从七，谓于人手七寸之前诊之也。许氏以为从刀从七，更失之矣。若夫十黍为分，

---

① 左以候前右以候后：《素问·脉要精微论》作"前以候前，后以候后"。

② 足事也：《素问·脉要精微论》作"足中事也"。

十分为寸，则所以度材物者，非人身经脉之尺寸也。凡度人身经脉，从掌后横文至肘中约文，折为八寸一分。各因其人以为之尺，不能与天下共之。故度材物，必积黍也。然尺寸之名，则自人身始。

《十八难》曰：脉有三部，部有四经。手有太阴阳明，足有少阴太阳，为上下部。何谓也？然：手太阴阳明，金也；足少阴太阳，水也。金生水，水流下行而不能上，故在下部也。足厥阴少阳，木也，生手少阴太阳火，火炎上行而不能下，故为上部。手厥阴少阳火，生足太阴阳明土，土居中宫，故在中部也。此皆五行子母更相生养者也。

合两手寸关尺，故曰脉有三部，部有四经。行有五而气有六，故有君相二火也。金生于西而气为燥，寄右上；水生于北而气为寒，寄两尺；木生于东而气为风，寄左关；君火生于南而气为热，寄左上；相火游行而生土，故无位；土生于中而气为湿，寄右关。然右关为中，左关亦为中，一则言中部，一则不言中部者，何也？土为湿气，本在中也，故以中名之；木为风气，本在下也，故不以中名之。盖以六气之位，分布于两手之间，造物于此，变而通之，古人于此，神而明之矣。合上二条考之，两经之文，分明详尽。两尺皆肾、膀胱之位，而手厥阴少阳皆无位焉。其所以无位者，无乎不在也。盖水火者，阴阳之征兆，水占北方，火周六合，其体本自如此耳。

十二经寄位图说当与卷一喜乐考、三焦考、小心考参看

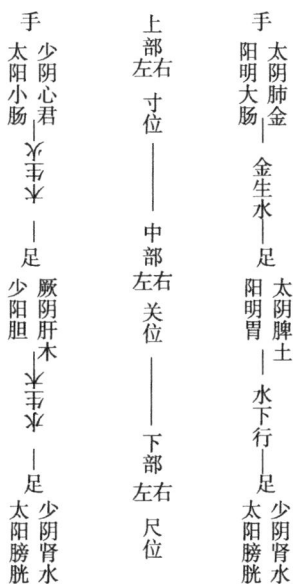

手太阳小肠　少阴心君
〃〃
足少阳胆　厥阴肝木
〃〃
足太阳膀胱　少阴肾水

上部左右寸位
——
中部左右关位
——
下部左右尺位

手阳明大肠　太阴肺金
金生水
足阳明胃　太阴脾土
水下行
足太阳膀胱　少阴肾水

　　按：手厥阴心主、手少阳三焦二经，表里有经无形，是为相火游行六部，无专守之位，有生土之功，其详见前论及后说中。

　　三阴三阳之名，六气之名也。三部之位，六气之位也。后世粗浅之士，识末忘本，用其名而不知其气。不知其气，则亦宜乎不知其位矣。盍亦反求诸身而得其六气之显然者乎？夫人之身最上者为皮毛，皮毛者燥金主之。其次为血脉，血脉者君火主之君火司天化热。所谓燥热在上也。次于血脉者在中之肌肉。肌肉者湿土主之，所谓湿气在中也。下于肌肉者为筋，筋者风木主之。下极为骨，骨者寒水主之，所谓风寒在下也。然五行虽具，苟无游行之相火，为之默运，则五者亦皆不能生矣。惟手厥阴心主手少阳三焦，内无藏府之本形，

外亦无诊候之专位，故在天则曰火游行其间，在人则曰一阳为游部。君火无为，相火代之以有为。臣受使命，无乎不在，生土特其先政耳。《易》曰上不在天，下不在田，中不在人。其斯之谓乎。

通　诊　论

尝考二经，分诊者十之一，通诊者十之九。乃其于分诊也，既截然若范围之莫越；而其于通诊也，又超然若畦径之俱无，法不几两歧而无当乎？乃观于天地而恍然悟焉。地之五方，阅千古而不易，而分诊法之，曰肝、曰心、曰脾、曰肺、曰肾，方之所由一定也；天之六气，运四序以常新，而通诊法之，曰春脉、曰夏脉、曰秋脉、曰冬脉，气之所以大同也，天包乎地。不易者而为常新者所转移久矣。得其所谓通，而通者可分，分者亦复可通。天地之道，固一而神两而化者乎，明乎此则众法之同原而殊途者，其妙用可悉窥也。

二经通诊略例

凡尺、寸对言者，寸谓关前，尺谓关后也，前后对言者同。上下对言、阴阳对言、寸口尺、脉口尺、气口尺对言者并同。

凡单言寸口、单言脉口、单言气口者，统左右三部也。

凡以脉之象命名，以脉之名言病，不指明某部者，统左右三部也。如得肝脉之类皆是。

凡人迎、寸口对言者，人迎谓左，寸口谓右也。人迎脉口、人迎气口对言者同。

凡人迎、太阴对言者，人迎谓结喉旁人迎穴胃经动脉，太阴谓寸口动脉也。凡单言人迎者，谓胃脉也。

凡二经专言关者为尤少。盖关者阴阳之界，其为地也无几。如土之缓大，木之牢长，亦皆统三部而言。非谓必见于关也。

通 诊 法

《四难》曰：浮者阳也，沉者阴也，故曰阴阳也。心肺俱浮，何以别之？然：浮而短涩者，肺也；浮而大散者，心也。肝肾俱沉，何以别之？然牢而长者，肝也；按之濡，举指来疾①者，肾也。脾主中州，故其脉在中，是阴阳之法也。

心肺在上，阳也；肝肾在下，阴也。居阳位则浮，居阴位则沉。脾居阴阳之间故在中。审其脉象，盖各有气质焉。在天为气，曰燥、曰热、曰湿、曰风、曰寒；在地为质，曰金、曰火、曰土、曰木、曰水。短象质之凝，涩象气之肃，大象气之炎，散象质之微，牢象质之坚，长象气之达。按之濡者，象其质之能润；举之疾者，象其气之善收。脾但言中者，寄王四藏，而和平不可得见也。考《十三难》曰：色黄，其脉中缓而大。缓象气之舒，大象质之厚，此固兼病气而言，然亦可识气质之大略矣。要之五藏之脉，但可于和柔之中微露其气象，乃为无病。所以少胃曰病，无胃曰死也。

《阴阳别论》曰：脉有阴阳，知阳者知阴，知阴者知阳。凡阳有五，五五二十五阳。所谓阴者，真藏也，见则为败，败且②死也。所谓阳者，胃脘之阳也。别于阳者，知病处也；别

---

① 疾：《难经·四难》作"实"。
② 且：《素问·阴阳别论》作"必"。

于阴者，知死生之期。

阳和阴逆，迥然不侔，知此即知彼也。五藏皆禀胃阳，五脉易位而见，为五阳，迭位而推，为二十五阳。真藏者无胃是也，别于阳者少胃是也。少胃者，譬之心脉大散，而或太过或不及，是为自病。牢长则病来自肝，缓大则病来自脾，推之则病处可见矣。别于阴者，即真藏也。

《十六难》曰：假令得肝脉，其外证：面青，善洁，善怒；其内证：脐左有动气，按之牢，若痛；其病四肢满，闭淋，溲便难，转筋。有是者肝也，无是者非也。

得肝脉者，诊之而得肝之牢长病脉。如太过不及之类与真藏败脉也。青，肝之色也，病则其色独见；怒，肝之志也，病则其志独彰；左，肝之位也，病则其位独动。牢者，按之稍坚也。若痛者，按之似痛也。脉色志气四者，余藏例推。胆为清净之府，与肝表里，故善洁。善洁者，面有微尘见足少阳胆经而欲洁之也。肝之脉络阴器。阴器者，前通溺道，后接精隧也。溺塞为闭，精溢为淋，如是则膀胱之气滞矣。膀胱滞，而小肠之气随之而滞；小肠滞，而大肠之气亦随之而滞，故溲便俱难矣。肝主筋，病则气阻而血不濡，故筋急而转也。有是脉者有是证，有是证者有是病，固不必悉见也。曰有是者肝，无是者非。不可得古人审慎之心哉。

假令得心脉，其外证：面赤，嗌干，喜笑；其内证：脐上有动气，按之牢，若痛；其病烦心，心痛，掌中热而呕。有是者心也，无是者非也。

嗌干者，心之经脉挟咽故也。心者，经脉病而藏不病。诸邪之在心者，又皆在心之包络。心主之经，内属包络而外行于手。烦心，心痛，掌热，皆两经脉之病矣。呕者，烦闷之甚而呕也。《刺热论》曰：心热者，烦闷善呕。

假令得脾脉，其外证：面黄，善噫，善思，善味；其内证：当脐上有动气。按之牢，若痛；其病腹胀满，食不消，体重，节痛，怠惰嗜卧，四肢不收。有是者脾也，无是者非也。

噫出于胃，脾与胃相表里故也。脾主味，故善味。脾脉入腹，故腹胀满。食不消者，脾病而不能运也。体重者，脾主肌肉也。节痛者，重而难胜也。怠惰嗜卧，正气日衰也。四肢不收，脉道不利，如无所束也。

假令得肺脉，其外证：面白，善嚏，悲愁不乐，欲哭；其内证：脐右有动气，按之牢，若痛；其病喘咳，洒淅寒热。有是者肺也，无是者非也。

肺开窍于鼻。袭于风寒，阳气拂郁而欲出，故善嚏。此以病言，与阳气和利者有别也。哭，肺之声也。欲哭者，不乐之至而不自知也。气上迫则为喘，感于寒则为咳。洒淅，皮毛寒栗之状，邪正相搏，故寒热交作也。

假令得肾脉，其外证：面黑，善恐欠；其内证：脐下有动气，按之牢，若痛；其病逆气，少腹急痛，泄如_{当作而}下重，足胫寒而逆。有是者肾也，无是者非也。

欠，阴阳相引也。肾络膀胱，邪及于府，故为逆气而小腹急痛。逆则气上攻，急则气内搏也。肾为胃之关，故泄。泄，故下重。泄而下重，则阳气伤矣。阳衰于下，足胫之所以寒逆也。

兼 诊 论

诊视之法，其不与人以易知者，兼诊是也。夫尺寸皮肤，亦犹是皮肤也。而曰可以知病情，其理似难信矣，而孰知其神而不可测乎。水含珠而川媚，石蕴玉而山辉，气之相感者然也。物尚无知，矧兹有觉。不易知者，其究可知，是法也。尤为病热、病温，分证之扼要，差之毫厘，谬以千里。张仲景《伤寒论》中虽有"太阳病，先发热者，为温"之例，而未明脉法，终涉迷茫。岂知病热、病温同源殊途，治法迥异，生死之所关也。后世卤莽者流，混同施治，守伤寒一家之言者，百病以为伤寒；执病温专门之说者，百病以为病温。因是而夭枉者，何可数计！谚所以有不药为中医之说也。然则兼诊之法，可不闻乎。

兼 诊 法

《论疾诊尺》曰：尺肤滑，其淖绰同泽者，风也。尺肉弱者，解㑊安卧，脱①肉者寒热不治。尺肤滑而泽脂者，风也。尺肤涩者，风痹也。尺肤粗如枯鱼之鳞者，水溢饮也。尺肤热甚，脉盛躁者，病温也。其脉盛而滑者，病且出也。尺肤寒，其脉小者，泄，少气。尺肤炬然，先热后寒者，寒热也。尺肤先寒，久大之而热者，亦寒热也。又曰尺肤炬然热，人迎大者，当夺血。尺坚大，脉小甚，少气，悗有加，立死。

淖，柔也。泽，润也。弱，薄弱也。解㑊，筋脉缓纵，不能收持之状，故安卧也。脱，尺肉脱也。泽脂，泽甚如脂也。风痹，痛痹也。水溢饮者，暴渴多饮，而溢于肠胃之外，为肿胀也。病温者，久伤于寒，伏而化热。且出，即出也。肤寒脉小，阳衰也。炬，火炬，形容热甚也。先后诊者，所遇之先后也。久，诊之稍久也。大，壮大也。但言先寒不言小

---

① 脱：《灵枢·论疾诊尺》作"脱"。

弱者，省文也。尺热而人迎复大，阳盛之至，故逼血妄行也。尺坚大脉小甚，皮肤与脉不相应也。悗，郁闷也，邪气充盛故悗也。气少而悗加，气愈郁则愈悗，故立死也。滑涩盛躁，详常见诸脉条中。

《平人气象论》曰：人一呼脉三动，一吸脉三动而躁。尺热，曰病温；尺不热、脉滑，曰病风；脉涩曰痹。人一呼脉四动以上曰死。脉绝不至曰死。乍疏乍数曰死。

一呼三动，一吸三动，名曰离经。离经者，失常之甚也。尺热为温，不热但脉滑为风，但脉涩为痹，此言离经之脉有三变也。考《难经》所载，一呼三动曰离经，四动曰夺精，五动曰死，六动曰命绝。此但统之曰四动以上，略也。脉绝不至者，气虽尚存，脉已先绝。然暴绝而还至者可生也。一绝而不至，则无生矣。乍疏乍数，藏气衰而代也。详见后法。

又曰：尺涩脉滑，谓之多汗。尺寒脉细，谓之后泄。尺粗常热者，谓之热中。

滑主风，故多汗。汗多则血伤，尺肤故涩也。尺为阴位，寒而脉细则后泄，粗而常热则热中。热中者，中焦热郁也。可知平人尺肤，不得谓寒，亦不得谓热矣。

《通评虚实论》曰：络气不足，经气有余者，脉口热而尺寒也。秋冬为逆，春夏为从，治主病者，经虚络满者，尺脉①满，脉口寒涩也。此春夏死，秋冬生也。

《脉度》曰：经脉为里，支而横者为络，络之别者为孙。

按：脉口谓关前，位居上，故主经，应春夏。尺居下，故主络，应秋冬。主病所见之重病也，当随所主以治之。满，脉

---

① 脉：《素问·通评虚实论》作"热"。

气盛满也。寒涩，肤寒且涩也。因时位之变，而有逆从死生之分，此经络轻重之不同也。

左右阴阳论

气之阳始于左，故人迎主阳；气之阴始于右，故气口主阴。经曰：左右者，阴阳之道路。夫由东而南皆阳，由西而北皆阴。人得天地之气以生，故人迎气口应之。斯理微而显，斯法约而精。三阴三阳之分，在手在足之异，操之也甚捷，辨之也甚明矣。《内经》此法凡四见，反复详说，脉之情状，病之虚实死生，治之针灸补泻，莫不毕具，前圣盖甚重乎是也。自张仲景仅守师传，未窥往籍，窃关格之名，背关格之实。其后若王冰、李东垣、朱丹溪辈，以讹传讹，重乖经旨，遂无复有能明其理者。马玄台痛斥诸家，诚为确当。惜于脉证相因之际，未能明引经文，而如汪昂辈者，仍不免震于四氏之名，而意存回护，未揆乎全经之义，而见涉游移也。

左右阴阳诊法

《禁服》篇曰：寸口主中，人迎主外，两者相应，俱往俱来，若引绳，大小齐等。春夏人迎微大，秋冬寸口微大，如是者名曰平人。

中谓三阴，外谓三阳。《终始篇》曰，阴者主藏，阳者主府也。往来见前。俱往俱来而若绳之相引、大小齐等而无所偏，则阴阳相应矣。相应者脉气冲和，阴不可得而别为三阴，阳不可得而别为三阳也。春夏为阳，秋冬为阴，但微大而不至有一倍二倍三倍之分，是为应时，故曰平人。

又曰：人迎大一倍于寸口，病在足少阳。一倍而躁，病在手少阳。人迎二倍，病在足太阳。二倍而躁，病在手太阳。人迎三倍，病在足阳明。三倍而躁，病在手阳明。又曰盛则泻之，虚则补之，又曰不盛不虚，以经取之，名曰经刺。人迎四倍者，且大且数，名曰溢阳。溢阳为外格，死不治。

又曰：寸口大于人迎一倍，病在足厥阴。一倍而躁，病在手厥阴。寸口二倍，病在足少阴。二倍而躁，病在手少阴。寸口三倍，病在足太阴。三倍而躁，病在手太阴。又曰盛则泻之，虚则补之。又曰不盛不虚，以经取之，名曰经刺。寸口四倍者，且大且数，名曰溢阴。溢阴为内关，死不治。

此篇用针法者多，用药石者少，其治甚繁。然针灸药石，理本相通，因节取其要，故叠加“又曰”字以别之，于经未敢有改易也。躁见后法。盛，谓实也。经刺者，无所补泻，但刺其经，犹以某药行某经也。溢，盈而溢也。三阴三阳，其大各有等差。四倍则溢于三阴三阳之外矣，关格详下。

《六节藏象论》曰：人迎与脉口俱盛四倍以上为关格。关格之脉赢，不能极于天地之精气，则死矣。

《脉度》曰：阴气太盛，则阳气弗能荣也，故曰关；阳气太盛，则阴气弗能荣也，故曰格；阴阳俱盛，不得相荣，故曰关格。关格者，不得尽其期而死也。又考《终始》篇曰：血脉闭塞，气无所行，流注于中，五藏内伤，是脉证相因，已亘明其义矣。何自汉以来，乃曰格为吐逆，关则不得小便，是诚何说哉？臆度支离，一至于此。盖不览全经，而徒以剽窃擅长者，大率类此也。赢，满也。阴阳者，天地之精气，人之所以生也。阴之和者，搏而弗沉，命曰一阴，无三阴之分；阳之和者，搏而弗浮，命曰一阳，无三阳之分。邪气至，而见三阴三阳之相失则病矣；邪气盈，而无三阴三阳之本体则死矣。三才曰三极。不能极于天地之精气者，远于阴阳之和，不足以配三才也。

反从阴阳论

天下事有真亦有幻，有恒亦有奇，幻生而真者易隐，奇出而恒者难窥矣。惟辨于其幻，而真者乃不淆；审乎其奇，而恒者乃不惑。而要非体古人之成法、运一己之精心，不足以与于斯也。俗诀阴证似阳、阳证似阴之说，理虽不谬，而法实未明。无道行私者，又或为舍脉从证、舍证从脉之诬辞，以幸中偶合，而惊世骇俗焉。谓非托其名于生人，而肆其技以杀人者乎。夫病犹敌也，药犹兵也，敌伺我，我亦伺敌。曳柴者伪遁，疑兵者虚张。是故阴阳之变，不可不穷其情也，明于反从，则我能应敌，敌不能乱我矣，而安用赫赫之功哉。

反从阴阳诊法

《至真要大论》曰：脉从而病反者，其诊何如？曰：脉至而从，按之不鼓，诸阳皆然。诸阴之反，其脉何如？曰：脉至而从，按之鼓甚而盛也。

此以寒热论阴阳也。脉从而病反，脉从其病之反象也。本寒病也，而反以热见；本热病也，而反以寒见，脉亦从而反之。膏欲尽而灯之焰反明，汤已沸而壶之底反冷。阴阳之变，物情亦恒有矣，非不可得而察也。其阴而反阳者，脉虽从之而阳，然按之则不鼓矣，诸反阳皆然也。其阳而反阴者，脉虽从之而阴，然按之则鼓甚而盛矣。不言诸反阴者，省文也。鼓，搏击也；盛，实大也；按，按取沉候也。盖按而审之，则从乎外者不能从乎内，补泻之施，可无误矣。

四时五藏脉法论

人情之好怪也久矣哉。侈其所偶得，则曰授自异人；饰其所不知，则曰变为怪脉。彼公然言之而不愧，人帖然信之而不疑，而岂谓其不经也哉。《经》曰：营行脉中，卫行脉外，营卫者血气也，血气者阴阳也，阴阳者天地之正气也。夫何怪之与有？阴阳统乎五行，五行运于四时，则推迁之数，肖象之端，生死之机，亦皆其适然者。圣人因夫肖象之端，定为补泻之法，使之归于中道。不及者跂①而及之，过之者俯而就之，此则功用之所由推也；而察夫胃气之有无，以为生死之准的，则又功用之所由出也。生，常也；死，亦常也。俗诀乃剽窃其意而略变其辞，名之曰怪脉。自怪脉之说行，而凡脉之稍未易知者，即以怪脉谢②之，岂复问为何经何证，而当何治与不可治哉？

四时五藏脉法

《十五难》曰：春脉弦者，肝东方木也，万物始生，未有枝叶，故其脉之来濡弱而长，故曰弦。夏脉钩者，心南方火也，万物之所茂，垂枝匝叶，下曲如钩，故其脉之来，来疾去迟，故曰钩。秋脉毛者，肺西方金也，万物之所终③，草木华叶，皆秋而落，其枝独在，若毫毛也，故其脉之来轻虚以浮，故曰毛。冬脉石者，肾北方水也，万物之所藏也，极冬之时，水凝如石，故其脉之来沉濡而滑，故曰石。此四时之脉也。

---

① 跂（qí 齐）：踮着脚站着。
② 谢：告诉。
③ 万物之所终：此五字原脱，据《难经·十五难》补。

此推明四时万物之理，以释弦、钩、毛、石之名。各揣其脉象之来，括为四字，形容胃气之应，约而精，微而显，下文太过、不及、平病死三法皆自此推之。然即其所谓微弦、微钩、微毛、微石者而合观之，亦仍不外和柔相离之旨也。

如有变奈何？然春脉弦，反者为病。何谓反？然：气来实强，是为太过，病在外；气来虚微，是谓不及，病在内。气来厌厌聂聂，如循榆荚，曰平；益实而滑，如循长竿，曰病；急而劲，益强如张弓弦，曰死。春脉微弦曰平，弦多胃少曰病，但弦无胃曰死。春以胃气为本。

虚微者，正气虚也；实强者，邪气实也，下文仿此。厌厌，安舒也。聂聂，柔弱也。榆荚，物之濡弱者，大都皆随举一物以形容之。泥此而求，则失之矣。厌厌聂聂，如循榆荚，濡弱而长之意，是微弦也。益实而滑，如循长竿，此邪气实于外，弦多胃少也。急而劲，益强如张弓弦，是但弦无胃，肝藏真脉也。平病死之分，决于胃气之多少有无而已矣。

夏脉钩，反者为病。何谓反？然：气来实强，是谓太过，病在外；气来虚微，是谓不及，病在内。脉来累累如环，如循琅玕，曰平；来而益数，如鸡举足者，曰病；前曲后直，如操带钩，曰死。夏脉微钩曰平，钩多胃少曰病，但钩无胃曰死。夏以胃气为本一作前曲后居。

环，圆也；琅玕，石之似珠者。累累如环，如循琅玕，来疾去迟之意，是微钩也。来而益数，如鸡举足，亦邪气实于外，钩多胃少也。前曲后直，如操带钩，是但钩无胃，心藏真脉也。

秋脉毛，反者为病。何谓反？然：气来实强，是谓太过，病在外；气来虚微，是谓不及，病在内。脉来蔼蔼如车盖，按之益大，曰平；不上不下，如循鸡羽，曰病；按之萧索，如风吹毛，曰死。秋脉微毛曰平，毛多胃少曰病，但毛无胃曰死。秋以胃气为本。

蔼蔼，飘动貌，车行而盖蔼然也。蔼蔼如车盖，按之益大，轻虚以浮之意，是微毛也。不上不下，如循鸡羽，亦邪气实于外，毛多胃少也。按之萧索，如风吹毛，是但毛无胃，肺藏真脉也。俗诀易其辞曰，虾游冉冉而进退难寻，鱼翔澄澄而迟疑棹尾，且分为二怪脉，其谬甚矣。

冬脉石，反者为病。何谓反？然：气来实强，是谓太过，病在外；气来虚微，是谓不及，病在内；脉来上大下兑，濡滑如雀之啄①，曰平。啄啄连属，其中微曲，曰病；来如解索，去如弹石，曰死。冬脉微石曰平，石多胃少曰病，但石无胃曰死。冬以胃气为本。

兑，锐利也，上大而下小也。上大下兑，濡滑如雀之啄，沉濡而滑之意，是微石也。雀啄有三，此条重在濡滑，故为肾脉之平象。但言如雀之啄者，是脾脉不及之象。坚锐如鸟之啄者，是脾脉真藏之象也。啄啄连属，其中微曲，亦邪气实于外，石多胃少也。来如解索，去如弹石，是但石无胃，肾藏真脉也。俗诀易其辞曰，弹石劈劈而又急，解索散散而无聚，亦分为二脉矣。变易之辞，惟前条更甚。盖恐人之指为剽窃，而无以自炫其奇，自饰其陋也。岂知全经具在，明眼人终不为所掩哉。

胃者水谷之海，主禀四时，皆以胃气为本。是谓四时之变，病死生之要会也。

---

① 啄：《素问·平人气象论》作"喙"。形容脉状似鸟嘴，上大下小。

解见平脉法。

脾者中州也，其和平不可得见，衰乃见耳。来如雀之啄，如水之下漏，是脾衰之见也。

漏，当作流。脾居中，应九野为中州。胃禀四时，脾为孤藏。然胃之禀四时，即脾之贯四时也，特胃应于外而脾应于内，见胃不复见脾耳。衰乃见者，以胃气之或少或无也。考《玉机真藏论》曰，如水之流者，此谓太过，病在外。如鸟之啄者，此谓不及，病在内是也。若《平人气象论》所谓死脾脉来，如鸟之啄，如屋之漏，则脾藏之真脉矣。俗诀又易其辞曰，雀啄顿木而又住，屋漏将绝而复起，亦分为二脉。并窃《脉要精微论》所谓浑浑革革，至如涌泉者，而易之曰沸釜之脉涌如羹，以足七怪脉之数。不知世有《内经》《难经》而从其说者，诚无足异，何博览者乃亦习焉不察耶。

五运六气论

脉之一部不应，或两部不应，是其常也。其间有无病者，有有病者，有病而危者，有病而死者。死者无论矣。病者与病而危者，人得因其所病而治之，亦无论矣。所难者，在不知其无病耳。不知而任之，幸安于无功；不知而治之，必不免有过。方其治之也，以为治未病，而不知本无病，且治之以成其病，则五运六气之不可以不察也久矣。凡诸诊法，孰非因气运之自然，而垂为定法哉。虽然，犹根本之与枝叶，诸法其末也。且夫气运诸篇，昔者圣君贤相，所为德合阴阳、功赞造化者，以言诊法，抑末矣。然则仅执诸法，尤末之末者。是非惟不知无病、即病者与病而危者，又安必真知之哉！吾尝览夫气运之文，问答殷勤，纵横推衍，若又未尝以诊法为末。盖诚见夫盛衰异轨，升降殊方，而人事之得失，即可于人身尺寸间见之，此则其微意之所在乎。乃有率意评衡，谓为浅近，致令大道，罕究渊微，则固非古人之智或不逮后人；实后人之学远不逮古人也。姑摘数条，以表诊法之大略，其精深亦可概矣。

五运六气脉法

《天元纪大论》曰：甲己之岁，土运统之。乙庚之岁，金运统之。丙辛之岁，水运统之。丁壬之岁，木运统之。戊癸之岁，火运统之。

解见图说。

鬼臾区曰：子午之岁，上见少阴。丑未之岁，上见太阴。寅申之岁，上见少阳。卯酉之岁，上见阳明。辰戌之岁，上见太阳。巳亥之岁，上见厥阴。

午为君火。少阴之正位。子对化也。详见图说。

《六微旨大论》曰：愿闻地理之应六节气位何如？岐伯曰：显明之右，君火之位也；君火之左，退行一步，相火治之；复行一步，土气治之；复行一步，金气治之；复行一步，水气治之；复行一步，木气治之；复行一步，君火治之。相火之下，水气承之；水位之下，土气承之；土位之下，风气承之；风位之下，金气承之；金位之下，火气承之；君火之下，阴精承之。亢则害，承乃制君火之左，"左"字诸本误作右，今按图推考改正。

显明，经又称阳精，东南方之精气也；阴精，西北方之精气也。显明之右，日出之位，即君火也。上者向西而行，故曰退行。君无为，相行令，故相火位于正南，此属主气，与客气位次不同，客气无定者也，相与君每隔一位，主气有定者也，相与君但退一位。盖即君相之未遇与已遇耳。余详图说。

黄帝问曰：五气交合，盈虚更作，余知之矣。六气分治，司天地者其至何如？岐伯再拜对曰：明乎哉问也。天地之大纪，人神之通应也。帝曰：愿闻上合昭昭，下合冥冥，奈何？岐伯曰；此道之所主，工之所疑也。帝曰：愿闻其道也。岐伯曰：厥阴司天，其化以风；少阴司天，其化以热；太阴司天，其化以湿；少阳司天，其化以火；阳明司天，其化以燥；太阳司天，其化以寒。以所临藏位，命其病者也。帝曰：地化奈何？岐伯曰：司天同候，间气皆然。帝曰：间气何谓？岐伯曰：司左右者，是谓间气也。帝曰：何以异之？岐伯曰，主岁者纪岁，间气者纪步也。

纪，纲纪也。司天主上半岁，在泉主下半岁。六气分为六步，大寒初气，地左间之步。春分二气，天右间之步。小满三气，即司天也。大暑四气，天左间之步。秋分五气，地右间之步。小雪终气，即在泉也。

帝曰：夫子言察阴阳所在而调之，论言人迎与寸口相应若引绳，大小齐等，命曰平。阴之所在，寸口何如？岐伯曰：视岁南北，可知之矣。

察阴阳而审平脉，已详于前。在谓司天在泉也，南北政见图说。少阴为君，有无为之德。厥阴为右间，太阴为左间。盖断断休休，辅无为之君者也。夫上有无为之君，则下有无事之福，南政者犹君之出治，垂共以相临，于所在见之。北政者犹民之受治，相忘于何有，于所不在见之。故视岁之南北而寸口可知矣。

帝曰：愿卒闻之。岐伯曰：北政之岁，少阴在泉，则寸口不应；厥阴在泉，则右不应；太阴在泉，则左不应。南政之岁，少阴司天，则寸口不应；厥阴司天，则右不应；太阴司天，则左不应。诸不应者，反其诊则见矣。

不应，沉也，不能若引绳之相应也。反其诊则见者，失其无为之象也。

帝曰：尺候何如？岐伯曰：北政之岁，三阴在下，则寸不应；三阴在上，则尺不应。南政之岁，三阴在天，则寸不应；三阴在泉，则尺不应。左右同。故曰知其要者，一言而终，不知其要，流散无穷。此之谓也。

上谓天，下谓泉，知其要，谓能体天道以行其政令，故无待烦言也。不知其要，则人事与天道相违，上下胥失其分，而有流散之虞矣。岂特反其诊者之不当应而应哉？

《五运行大论》曰：天地之气，何以候之？岐伯曰，天地之气，胜复之作，不形于诊也。《脉法》曰，天地之变，无以脉诊，此之谓也。帝曰：间气何如？岐伯曰：随气所在，期于左右。帝曰：期之奈何？岐伯曰：从其气则和，违其气则病，不当其位者病，迭移其位者病，失守其位者危，尺寸反者死，阴阳交者死。先立其年，以知其气，左右应见，然后乃可以言死生之顺逆。

《脉法》盖古书名，尺寸惟司天在泉之应不应可诊。而胜复无常，其诊不在此也。胜复详后。每岁司天在泉司左右者，皆曰间气。此条间气，专指厥阴太阴司天在泉者而言。从其气相生之位也，违其气相制之位也。不当其位者，臣居君位也。迭移其位者，如居左寸而不应乃在右尺，居右寸而不应乃在左尺也，居尺同。失守其位者，本位陷下也。尺寸反者，如居左尺，而不应乃在左寸，居左寸而不应乃在左尺也，居右同。阴阳交者，如居左寸而不应乃在右寸，居右寸而不应乃在左寸也，居尺同。凡此数法，方诊之时，不及辨其死生顺逆，故必先立其年，以知其气，亦以南北政而论之也。

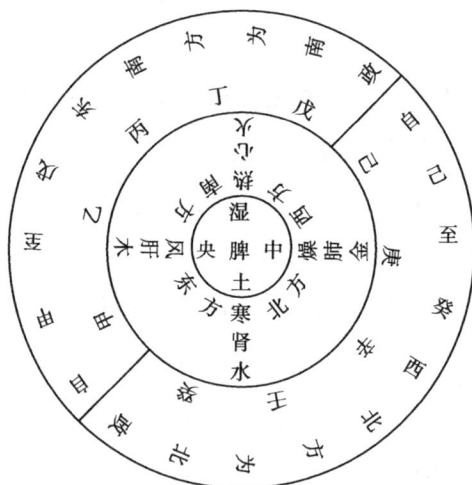

五运南北政图

风热湿燥寒，在天为气；木火土金水，在地成形；肝心脾肺肾，在人为藏。天有十干以应五行。甲乙东方木也，丙丁南方火也，其气趋于南，故皆谓之南。庚辛西方金也，壬癸北方水也，其气趋于北，故皆谓之北。土主四时，半阴半阳也，故戊为南而己为北。位南者为南政，位北者为北政，故经以戊分己分为天地之门户也。阳召阴，阴从阳，合同而化为五运，曰甲己，曰丙辛，曰戊癸，不曰庚乙而曰乙庚，不曰壬丁而曰丁壬者，以所位之阴阳召之也。

中圈六气造化之体，次圈六气分治之用，外圈六气与人手足六经相应自然之妙。

天开地辟，化生万物，是有六气。火气有二，曰君火，曰

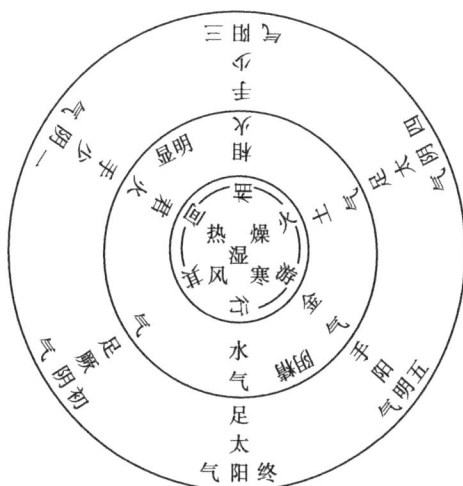

主气六步之图

相火，曰土气，曰金气，曰水气，曰木气。人手足六经各有三阴三阳。燥热在上，则手之阳明少阴应之。湿气在中，则足之太阴应之。风寒在下，则足之厥阴太阳应之。相火游行，则手之少阳应之。

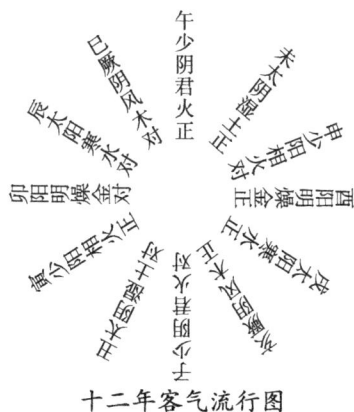

十二年客气流行图

地十二支，一正一对，以应六化。每十二年，各居司天一次，周而复始。

少阴三之气司天

太阳四之气

右间五之气分秋

右间二之气分春

左间初之气寒大

在泉终气雪小

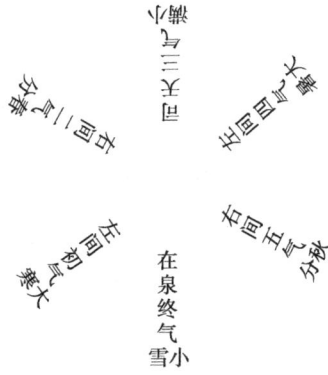

每岁客气司天在泉左右间气升降之图

天左间为四气，天气之下降也。
地左间为初气，地气之上腾也。

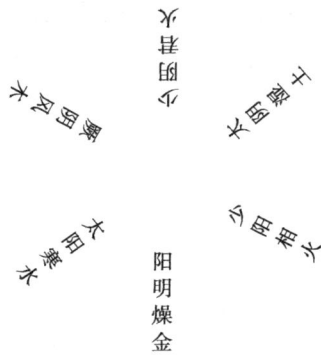

少阴君火

太阴湿土

少阳相火

厥阴风木

太阳寒水

阳明燥金

客气推步式

此举子午之岁以为式。如遇丑未，即湿土司天。右君火，左相火，寒水在泉。右燥金，左风木是也。逐年客气，即将此式。周回观之，先定司天在泉之位，次察左右，无或失矣。

五运太过脉法

岁木太过，冲阳绝者死不治。在足跗上五寸，去陷谷二寸骨间，足阳明胃经动脉。汉代术士诡其名曰趺阳，稽之经籍，盖窃玉而炫者也。

岁火太过，太渊绝者死不治。

岁土太过，太溪绝者死不治。

岁金太过，太冲绝者死不治。

岁水太过，神门绝者死不治以上穴法，详周身三部九候。

六淫胜复脉法 经曰：初气终，三气胜之常也；四气尽，终气复之常也。有胜则复，无胜则否

厥阴司天，风淫所胜，冲阳绝，死不治。复同法。

少阴司天，热淫所胜。尺泽绝，死不治。在肘中约纹上，手太阴动脉。复天府绝，死不治。

太阴司天，湿淫所胜，太溪绝，死不治。复同法。

少阳司天，火淫所胜，天府绝，死不治。在腋下三寸，肘腕上五寸，手太阴动脉。复尺泽绝，死不治。

阳明司天，燥淫所胜，太冲绝，死不治。复同法。

太阳司天，寒淫所胜，神门绝，死不治，复同法。

凡未著明穴法者，均详三部九候。

藏气代不代脉法

《根结》篇曰：一日一夜五十营，以营五藏之精，不应数者，名曰狂生。所谓五十营者，五藏皆受气。持其脉口，数其至也。五十动而不一代者，五藏皆受气；四十动一代者，一藏

无气；三十动一代者，二藏无气；二十动一代者，三藏无气；十动一代者，四藏无气；不满十动一代者，五藏无气。予之短期，要在终始。所谓五十动而不一代者，以为常也，以知五藏之期，予之短期者，乍疏乍数也。

人一呼脉行三寸，一吸脉行三寸。一日一夜，凡一万三千五百息，脉行五十度，所以行五藏之精气也。不应数者，失人生之常道，故曰狂生。藏气之有无定于内，脉数之终始见于外，应乎五十动，乃为五藏之常数。故乖乎五十动，可知五藏之短期也。乍疏乍数，即谓代也，或者以为忽迟忽数，殊失文理。不知忽迟忽数者，特气之偶乱耳，病而已矣，何遽短期之予哉？

《十一难》曰：经言脉不满五十动而一止，一藏无气者，何藏也？然：人吸者随阴入，呼者因阳出。今吸不能至肾，至肝而还，故知一藏无气者，肾气先尽也。

呼出心与肺，吸入肾与肝，脾居呼吸之间，举一为例，而五藏可隅反矣。

息数应不应脉法

《二十一难》曰：经言人形病，脉不病，曰生；脉病，形不病，曰死，何谓也？然：人形病，脉不病，非有不病者也，谓息数不应脉数也。

按：形病脉病，必察其轻重，以为死生之分。形病之至轻者，不必见于脉。脉病之至轻者，不必发于形，此则皆无关于死生矣。至若脉病至重而形不病，固可决其死；形病至重而脉不病，尤难许其生。故病至危笃，而脉象如无病者，乃真邪交尽之时，正息数不应脉数也。

肠澼脉法

《大奇论》曰：脾脉外鼓沉，为肠澼，久自已。肝脉小缓为肠澼，易治。肾脉小搏沉，为肠澼下血。血温身热者死。心肝澼亦下血，二藏同病者可治。其脉小沉涩为肠澼，其身热者死。热见，七日死。

澼，从水，僻省声。邪僻之气，伏积而为泄也。许氏少之，漏也，或谓肠间水，欠精。不知大肠者传道之官，诸藏诸府之泄，恒必由之，故皆名肠澼，而不必其澼之发于肠也。脾脉在中，沉为失位。然外则邪气有自出之势，鼓则正气无竭乏之虞，故久而自已，虽不治无伤也。肝脉牢长，小则木气虚，缓则土气乘之。然土乘木，微邪也，故易治。肾脉本沉，小为阴虚，搏为阳盛，故主下血。若血亦见温，身且发热，则阳愈益、阴愈损矣。故凡失血，皆忌身热也。心主血脉，不宜下血，故必与肝同病乃为可治，以子母相顾，分泻其邪故也。脉沉故下血，血下则血伤，故脉小涩也。七日火成数也。肺独不言澼者，诸澼皆关于大肠，即皆关于肺也。搏，击也；击，搏也；搏击为之鼓。《内经》之中，三字往往互用，外字详前法，余详常见诸脉。

《通评虚实论》曰：肠澼便血何如？岐伯曰：身热则死，寒则生。帝曰：肠澼下白沫何如？岐伯曰：脉浮则死，沉则生。帝曰：肠澼下浓①血何如？岐伯曰：脉悬绝则死，滑大则生。帝曰：肠澼之属，身不热，脉不悬绝何如？岐伯曰：滑大者生，悬涩者死，以藏期之。

---

① 浓：《素问·虚实通评论》作"脓"。

便血，专下血也。血为阴，身热则阴愈伤，身寒则所伤浅矣。然有三阳表邪之热，与孤阳亢烈之热不同，当辨而治之。所谓寒者，亦与恶寒迥别，肌肤清冷而无所苦者是也。若恶寒者，则又当分别三阳表邪以为治也。白沫即血之未化者，脉浮则阳外越而难回，脉沉则阳内守而未散。浓血者已化之血与未化之血并下，状若浓也。悬，系也。丝系于轸轸，琴瑟之轸，所以系丝者后世谓轸为轴曰悬经亦称弦，非弓弦也，言其小也。绝脉还入尺而不至，若悬之绝也。脉小而绝，正气将尽故死；脉大而滑，正气尚存故生。肠澼之属者，不必如前三者之显分三证，而亦其类也。此亦以正气之盛衰为死生。涩虽愈于绝，然悬小而涩，则邪气深入，而正气将消矣。以藏期之者，视盛衰之数而予之期也。

癫疾脉法

《通评虚实论》曰：癫疾何如？岐伯曰：脉搏大滑久自已，脉小坚急死不治。帝曰：癫疾之脉，虚实何如？岐伯曰：虚则可治，实则死。

《内经》之例，凡单言癫疾，统狂癫而言。狂之见证属阳，癫之见证属阴，然要皆颠倒之意也。脉搏大滑者其疾浅，脉小坚急者其疾深，惟浅也故久自已，惟深也故死不治。然浅深虽判，而又有虚实之分焉。虚者正气虚也。益其正气，损其邪气，法可互用矣。实者邪气实也。补之则邪气益实，攻之则正气愈伤，法无所施矣。

寸口三部九候法

《十八难》曰：脉有三部九候，各何所主之？然：三部者寸

关尺也，九候者浮中沉也。上部法天，主胸以上至头之有疾也；中部法人，主膈下至脐之有疾也；尺为下部，法应乎地，主脐下至足之有疾也。审而刺之者也。

五藏而为九候者，每部各有三候。心肺俱浮为一候，脾主中州为一候，肝肾俱沉为一候，三而三之，故曰九候。以天地人名其部者，人得天地之气以生而配三才，故三部以应之也。但言主胸上、膈下、脐下之有疾而不致详者，明乎手足六经之分部，而无待烦言也。审，谓审乎疾之所在；刺，谓补泻与经刺也。

周身三部九候法

《三部九候》篇曰：有上部，有中部，有下部，各有三候。三候者，有天，有地，有人也，必指而导之，乃以为真。上部天，两额之动脉；上部地，两颊之动脉；上部人，耳前之动脉。中部天，手太阴也；中部地，手阳明也；中部人，手少阴也。下部天，足厥阴也；下部地，足少阴也；下部人，足太阴也。故下部之天以候肝、地以候肾、人以候脾胃之气。帝曰：中部之候奈何？岐伯曰：亦有天，亦有地，亦有人。天以候肺，地以候胸中之气，人以候心。帝曰：上部何以候之？岐伯曰：亦有天，亦有地，亦有人。天以候头角之气，地以候口齿之气，人以候耳目之气。三部者，各有天，各有地，各有人，三而成天，三而成地，三而成人。三而三之，合则为九，九分为九野，九野为九藏，故神藏五，形藏四，合为九藏。五藏已败，其色必夭，夭必死矣。

此以面部、两手、两足分为上、中、下三部。又以各部之动脉，分为天、地、人三候。与寸口三部九候之法，分部异而分候亦不同也。中下部，不言动脉者，省文也。非取动脉，何以为九候？故必以指徐导其经，乃得动脉之真也。肝藏魂，心藏神，脾藏意与智，肺藏魄，肾藏精与志，然统而言之则皆神藏。头角耳目口齿，藏气发露之所也；胸中，藏气居止之所也，故精而言之则曰形藏。神隐于内，色达于外，故神之败与未败，可观形之夭与不夭而知之矣。自俗诀剽窃数语，以附于寸口诊法，灭裂遂不可问。不思前圣立法精深，皆各因其自然之理，岂揣摩家寻声步响，肖其貌者遂以为得其神耶。

九候动脉考

上部天，两额动脉，考手少阳和髎穴，正当两额，在锐发下横，为手足少阳、手太阳三脉之会。

上部地，两颊动脉，考足阳明颊车穴，在曲颊端近前陷中。

上部人，耳前动脉，考足少阳听会穴，在耳微前陷中，或谓在额旁误矣。

中部天，手太阴动脉，考肺经动脉独多，然脉会太渊，当以寸口为正。

中部地，手阳明动脉，考合谷在大指次指岐骨间陷中，乃手阳明动脉之尤著者。不知针灸诸书，何以但载穴法而遗动脉二字？

中部人，手少阴动脉，考神门穴，在掌后锐骨端陷中，亦动脉之尤著者。针灸诸书亦遗动脉二字，俗诀乃称太渊上部为神门，谬甚！

下部天，足厥阴动脉，考太冲穴，在足大指本节后二寸内间陷中。针灸诸书谓此穴动脉有无，可决生死。以理揆之，当不独此穴为然也。

下部地，足少阴动脉，考太溪穴，在足跟后五分跟骨陷中，针灸诸书亦谓可决死生。

下部人，足太阴动脉，考箕门穴，在鱼腹上越筋间阴股内。

又曰：察九候，独小者病，独大者病，独疾者病，独迟者病，独热者病，独寒者病，独陷下者病。

此九候七诊之法也，与寸口诊法略有异同。陷，没也；沉，陷于下也。寒热详前，余详常见诸脉。迟疾犹言徐疾，与迟数不同也。气机之动，脉脉相通，除陷没而外，岂有左动右不动、右动左不动、上动下不动、下动上不动之理耶？伪士诊一人之脉，某部数，主某病；而某部又迟，又主某病，亦自欺之甚矣。至若袭名弃实，亦有七诊之分，尤不必悉数也。

内外新久病脉法

《平人气象论》曰：寸口脉沉而坚者，曰病在中。浮而盛者，曰病在外。又曰脉盛滑坚者，曰病在外。脉小实坚者，曰病在内。脉小弱以涩，谓之久病。脉滑浮而疾，谓之新病。

此分内外新久百病之大略也。但曰内、曰外、曰新、曰久而不定为何病者，亦必更视兼脉，乃可言其病也。

内外上下病脉法

《脉要精微论》曰：推而外之，内而不外，有心腹积也。推而内之，外而不内，身有热也。推而下之①，上而不下，腰足清也。推而上之②，下而不上，头项痛也。按之至骨，脉气少

---

① 推而下之：《素问·脉要精微论》作"推而上之"。
② 推而上之：《素问·脉要精微论》作"推而下之"。

者，腰脊痛而身有痹也。

内外上下见前。推，以指推之也。脉气少而腰脊痛，虚也。痹亦兼虚而言，当属寒湿。若风气甚而兼寒湿者，脉必坚实，与此异诊也。

形气脉法

《玉机真藏论》曰：凡治病，察其形气色泽，脉之盛衰，病之新故，乃治之。无后其时。形气相得，谓之可治；色泽以浮，谓之易已；脉从四时，谓之可治。脉弱以滑，是有胃气，命曰易治，取之以时。形气相失，谓之难治；色夭不泽，谓之难已；脉实以坚，谓之益甚；脉逆四时，为不可治。必察四难，而明告之。所谓逆四时者，春得肺脉，夏得肾脉，秋得心脉，冬得脾脉，其至皆悬绝沉涩者，命曰逆四时。

形盛气盛，形虚气虚，相得之谓也，反此则失矣。而色泽之见于形者，又必有生气以浮之，反此则夭矣。然尤必弦钩毛石各应其时，乃为从焉，反得相胜之脉则逆矣。弱者，柔之过；滑者，和之过。然虽弱虽滑，亦犹是和柔之体也，故曰是有胃气。胃气者应四时者也，弦钩毛石各以时取焉。若其至皆悬绝沉涩，则大远乎和柔。而弦钩毛石，必不能应矣，故亦统之曰逆也。

又曰：大骨枯槁，大肉陷下，胸中气满，喘息不便，其气动形，期六月死①。真藏脉见，乃予之期日。

大骨枯槁，肾绝也。大肉陷下，脾绝也。以下皆属肺绝之证。其气动形者，肺绝而气不相续。呼吸之余，形体大为之动

---

① 月：原作"日"，据《素问·玉机真脏论》改。

也。此凡五段首数句皆同，故止录其一耳。

《三部九候论》曰：形瘦脉大，胸中多气者死，形气相得者生。又曰目内陷者死。又曰：脉不往来者死，皮肤著者死。

形瘦者脉宜小，胸宜少气，今皆反之，不相得之甚也。五藏六府之精气，皆上注于目，内陷则藏府俱败矣。但见脉之动，而不见脉之往来，是脉之真气已绝也。皮肤著者，枯槁之至，无气血以泽之，故著而不能动也。

身妊脉法

《腹中论》曰：何以知怀子之且生也？身有病而无邪脉也。

男女皆称子，帝使其子九男二女是也，以子为男，谬矣。且生，谓易生也。病，谓月事不来，似病而本非病。无邪脉者，无病之可言也。惟无病脉，故易生矣。

《阴阳别论》曰：阴搏阳别，谓之有子。

阴搏者，关后按之搏手也。阳别，说见通诊。此所谓"别"者，其脉微弦，少阳生，发之气也。若弦而太过，与见太阳阳明，则又为病矣。且必搏别并见，乃非病脉，而其妊亦可决焉。

又按：俗诀谓左寸滑疾为男，右寸滑疾为女，左右寸同者二男，左右尺同者二女，寸尺同者一男一女，其说或验或不验。古人所无，君子不取也。

卷四 启悟下篇

常见诸脉法总论

二经之脉名，不可胜纪，故但取其常见者而论列之，期简要也。其间多为前法中所已见者，然有义例之异同，仍当标出以辨明之。非多事之为繁，亦以经解经耳。是故一字而数解者，其解当分；一脉而数名者，其名当合。至于王氏《脉诀》①，谬戾尤多，别创奇称，全乖正义，苟非征引明确，奚从剪辟荒芜。幸往籍之尚存，无疑狱之难断也。参考诸书，悉归典要，偶搜众说，必协矩规。即百家之卓卓者，亦不敢与俗浮沉，从其所长而并从其所短也。数百年后，必有然吾言者，岂屑屑焉计无凭之毁誉哉！

常见诸脉法

凡四十法，计二十四条。

浮洪第一条

浮洪　经曰：浮者，脉在肉上行也。与皮毛相得者肺部也，与血脉相得者心部也。又曰：心肺俱浮，是心肺本位也。病而浮者，必兼别脉也。洪大也，如洪水之洪，言浮甚也。病在外为阳盛，病在内为阴虚，俗诀易钩为洪，于法大谬。又考扡脉，二经所无。俗诀谓主亡血，因其实以定其名，即洪而虚者也，当还其旧号，而夺其奇称。

---

① 王氏脉诀：指晋代《王叔和脉诀》。

沉伏第二条

沉伏　经曰：与筋平者，肝部也。按之至骨者，肾部也。又曰：肝肾俱沉，是肝肾本位也。病而沉者，必兼别脉也。伏者，脉行筋下也，在肾则名沉而不名伏。必一手偏伏，或左右皆伏，而后名伏，但与筋平者，仍以沉名也。

迟损第三条

迟损　经但言迟，而无言一息三至者，则迟当主三至而言，过此则名损矣。损者，真气损也。经曰：一呼一至曰离经，二呼一至曰夺精，三呼一至曰死，四呼一至曰命绝，此损之脉也。

数至第四条

数至　经但言数，而无言一息五至者。太息五至，此数十息中一见耳。则数当主五至而言，过此则名至矣。至者，邪气至也。经曰：一呼再至曰平，三至曰离经，四至曰夺精，五至曰死，六至曰命绝，此至之脉也。

虚濡微散第五条

虚濡微散　濡：通作软。经曰：濡者为虚是也。又曰：真气夺则虚。夫营行脉中，卫行脉外，全资真气以运之。真气夺，营卫虚矣，故软而无力，绵绵以虚也，过此则微矣。轻切有脉，重切无脉也，又甚则散矣。心之大散，舒发肖其精神，此则消散，踪迹同于恍惚①也。

按：沉濡之濡，以润为义，与此不同。俗诀谓濡主伤湿，而所拟脉象，实属浮微，叛经甚矣。微为阴阳俱竭之候，与伤

---

① 惚：原作"忽"。据《礼记·祭义》"夫何恍惚之有乎"释"惚，亦本作忽"改。

湿之治，迥不相侔，一失其机，杀人甚速，贸贸者之草菅也久矣哉。

实牢第六条

实牢　许氏谓：牢，从冬牛省声，取四周匝也。考冬为闭塞不通之义。万物之气，有闭藏而无发泄，何实如之？经曰：牢者为实。又曰：邪气盛则实。盖平人之脉，乃太和元气之所浑沦，不见虚，亦不见实，和柔相离而已。邪气充满，则脉象周匝，故有实之名也。周梦觉①谓实脉大而圆，于此旨庶乎近之。

按：牢长之牢，谓坚也，与此异义。

缓第七条

缓　舒也，若引绳者持之不急，自放纵也。风厥之脉缓，风为木，缓为土。风自太阳而入，太阳者寒水也。木不得位，土胜水，故恶寒，发热而汗出，脉象反缓。此义精微，盖沉晦于千秋矣。其他纯缓者，皆热在中而土气盛也。经曰：诸缓者多热。又曰：缓而滑曰热中。后世注经者不识缓之义，而以为迟；诊疾者不识缓之象，而以为虚。一字之中，杀人多矣，然则象固异乎？曰：虚之应也力怯，缓之应也力舒，初求之若不足，细审之乃有余也。

急紧第八条

急紧　急，直急也。寒邪之所束，若引绳者操切之而直急也。经曰：诸急者多寒。夫寒则缩急，热则缓纵，凡物皆然，

---

① 周梦觉：名学霆，字荆盛，自号梦觉道人，湖南宝庆人。清嘉庆、道光年间举人。著有《三指禅》《医学百论》《外科便览》等。

其理固非远矣，紧亦急也。许氏谓缠丝急也，皆寒也。然则同乎？曰同而不同。同者寒也，不同者急为内寒。经言肾、肝、心小急皆为瘕；肾、肝大急沉皆为疝是也。紧为外寒，热病之脉紧是也。何以别之？曰：内寒者急而直，操切甚力也；外寒者急而引，缠丝善转也。《伤寒论》以为转索，义亦近之。

又按：《疟论》曰满大急、小实急者，盖疟虽外邪，而负固于内也。

滑涩第九条

滑涩　许氏曰：滑，不涩也；涩，不滑也。试取物之滑者与涩者较，一举手而知其异矣。肾与肺之言滑涩者，和柔之所载也。纯滑涩者皆病也。其阴阳何如？曰：经言滑者阳也，涩者阴也，此其常也。亦有变乎？曰：经言滑者阴气有余也；涩者阳气有余也。又曰：滑者，阳气盛，微有热；涩者，多血少气，微有寒。将无别乎？曰：经脉之在身，犹水泉之在地。泉之出也，有温泉，亦有寒泉。滑一也，而阴阳不一；水之行也，有冻流，亦有涸流，涩一也，而阴阳亦不一。审诸兼脉，而阴阳自定矣。

长短第十条

长短　脉无所谓长短也，气应于指而长短形焉。长则应指而有余，短则应指而不足。长则气治，短则气病，经言详矣。肝与肺之言长短者，亦和柔之所载也。其阴阳何如？经曰：长者阳也，短者阴也。欲穷其变，则兼脉准之矣。

结第十一条

结　病结，故气结，以其气名其脉也，犹衰之言代也。经曰：人有病沉滞、久积、久聚，可切脉而知之耶。然诊病在右胁下有积气，得肺脉结脉，结甚则积甚，结微则气微，诊不得肺脉而右胁有积气者，何也？然肺脉虽不见，右手脉沉伏，其外痼疾同法耶，将异也。然结者，脉来时一止，无常数，名曰结也。伏者，脉行筋下也筋下骨也。浮者，脉在肉上行也皮毛血脉在肉之上。左右表里，法皆如此。假令脉结伏者内无积聚，脉浮结者外无痼疾，有积聚脉不结伏，有痼疾脉不浮结，为脉不应病，病不应脉，是为死病也。

按：经言极为详尽。至《伤寒论》增损多辞，大失经旨。遂有谓"迟而一止为结，数而一止为促"者。求之于理，实不能通，当并据经以正之。详见下二条。

促第十二条

促　迫也，疾之甚者也。经曰寸口脉中手促。上击者，曰肩背痛，中手应手也，余详前法。脉来迫疾，关前搏手，乃邪气上盛之征，故主肩背痛也。邪气上盛则上击，而邪气下盛则下击，又可推矣。

代第十三条

代　代，谢之省文，谓衰息也。其法有二，以藏气言者，止有定数，以病气言者，无定者也。经曰：代则气衰。夫营卫之行，如环而不息者，气衰故令息也。经又曰：数动一代者，病在阳之脉也，数动在阳，将得谓衰乎？曰：亦衰也。阳郁故令反也。乃以促之名当之，不两失与。

按：此与结脉同法而异名者。结主久病，代主新病也。

又按：妇人有娠，气血阻滞，亦有脉代者。

动第十四条

动　摇也。其来而应指也，摇摇然而来；其去而应指也，摇摇然而去。痛甚者脉恒动，以痛则经脉惕然故也。《伤寒论》谓阳动则发热，阴动则汗出。俗诀又谓仅见于关而不见于尺寸，皆不思之甚者矣！寸口之脉，一经而分三部，譬同引绳，岂有前动后不动、后动前不动与前后不动而关独动之理耶？

横第十五条

横　如木之横，言坚甚也，肝之病脉。经曰：寸口脉沉而横，曰胁下有积。腹中有横积痛是也。肝为木故横，病在内故沉。肝脉抵小腹，挟胃属肝络胆，上贯膈，布胁肋，故积在胁下与腹中。横积亦言坚也。

横格第十六条

横格　横，义同上，许氏云树高长枝曰格。脉之两旁坚中央空者，按之则一脉若分两行，枝柯分垂之象也，故曰横格。经曰：脉至如横格，是胆气予不足也，禾熟而死。予不足者，胆衰而予脉气以不足之征也。禾熟者，金胜木衰，理之大略也。以所见者考之，微见者犹可幸生。左右三部皆同者，则恒不免。而求其故，皆精竭使然也。俗诀乃以浑浑革革之革当之，名义俱失矣。盖古人命名必有精义。横与横格，皆以肝胆属木而取象于木，岂后世俗子所得而变易者哉。

大小第十七条

大小　不大不小，平人之常脉也。病至而大小别焉。有分见于一部一手者，经曰独大者病、独小者病是也；有并见于关前关后者，经曰一呼三至，一吸三至，为适得病，前大后小，即头痛目眩，前小后大，即胸满短气是也；有独见于左右三部者，经曰大为病进，又曰大者，多气少血，小者，气血皆少是也。其常大常小而无病，何也？曰此禀赋之不齐，毗于阴、毗于阳者也。经曰：浮者阳也，沉者阴也，故常大者亦常浮，常小者亦常沉。而人之清浊、气之寒热不与焉。病则兼脉见矣。浮者且有时沉，沉者且有时浮矣。

粗第十八条

粗　土象也。鹿行则尘生而土粗涩也。经曰：粗大者，阴不足阳有余，为热中也。阴不足，则血伤而不能濡，故粗；阳有余，则气盛而不能敛，故大。此缓脉之变见，故病亦主热中也。

细第十九条

细　从丝，囟声，象蚕首丝出也。许氏谓微①也，欠精。较常脉小者曰小，细则小之至也。经之所载，有阳虚者，有阴虚者，有阴阳俱虚者。阳虚者，经言脉细而沉，为骨痛是也；阴虚者，经言沉细而数，少阴厥是也；阴阳俱虚者，经言沉细数散则寒热是也。数为阴虚故热，散为阳虚故寒。俗诀谓细为专主阴虚，抑陋矣。

按：俗方书以少阴厥为劳证，不辨阴阳，妄为施治，杀人尤不可数，皆一劳字误之也。尝以方书所载劳证，稽之《内经》，少阴一经，十居其九，如饥不欲食，面如漆柴，咳唾有血，喝喝而喘，坐而欲起，目𥄂𥄂如无所见，心悬如饥。气不足则善恐，心惕惕如人将捕之，是为骨厥骨热也，俗谓劳热，又谓子午烧，谓骨蒸种种不通之名。口热，舌干，咽肿，上气嗌干

① 微：原作"敉"。敉：眇也，与微同。《说文》曰："细，微也。"段注："凡古言敉眇者，即今之微妙字，微行而敉废矣。"

及痛，烦心，心痛，黄瘅，痿厥之类是也。姑摘其略，以为迷诊者戒。

盛第二十条

盛　多也，茂也。与大异者。大以形言，盛以气言，故大者气不必盛，盛者形不必大也。然经亦有以盛为大者，以盛为实者，义各有当，与单言盛者不同也。经曰：上盛则气高，下盛则气胀，脉固未有不与病肖者，阴阳亦异乎？曰：异也。经曰：脉盛滑坚者，曰病在外。又曰：其脉盛大以涩，故中寒，兼脉见，斯变矣。

有无第二十一条

有无　经曰：上部无脉，下部有脉，脉有根本，人有元气，考其故而虚实互为之变焉。其虚者，土弱故金微，木弱故火息也；其实者，土郁故金伏，木郁故火藏也。又曰：上部有脉，下部无脉，其人当吐，不吐者死。考其故而邪正互为之主焉。其吐者，邪气既去，正气可存也；其不吐者，邪气内攻，正气立尽也。

徐疾第二十二条

徐疾　徐，舒徐也；疾，捷疾也。以脉之气象言，与迟数迥别也。经曰：来疾去徐，上实下虚，为厥巅疾；来徐去疾，上虚下实，为恶风也。来者自阴而之阳，故主上；去者自阳而之阴，故主下。厥，谓眴仆；巅疾，巅顶之疾也；恶风，贼风也。足三阳经下行至足，风于六气居下，足于四体居下，故恶风之中，足每受之。如孙思邈辈不识遗经，书中脚气之谬称，即恶风也。

静躁第二十三条

静躁　静，安也；躁，扰也。亦以脉之气象言也。经曰：诸浮不躁者皆在阳，则为热，其有躁者在手；诸细而沉者皆在阴，则为骨痛，其有静者在足。此盖互文见义也。谓躁者在手，则不躁者在足矣；谓静者在足，则不静者在手矣。躁主上，静主下，以此为手足之辨也，其辨何如？曰：病气亦各有性情也。其静者虽浮不啻安，其躁者虽沉不啻扰，不见夫静者躁者乎，浮沉境也，静躁性也。若谓为浮之甚与沉之甚，则千里矣。

喘啸第二十四条

喘啸　此脉之有声者，喘之声短，而啸之声长。诊以手并诊以耳，以手按之而其声乃出，曰喘曰啸，皆逼肖焉。亦常见之脉也，特非具清心，不可得而闻耳。《五藏生成论》《经脉别论》等篇，皆备言之。注经者不下数十家，乃亦罕明其义何哉，其治何如。曰由经言观之，喘则有或虚或实之分，啸则有补阴泻阳之法，亦视兼脉而已。兼脉者，治病之权舆也。表里寒热虚实，孰轻孰重，于此乎判焉。圣人复起，不易斯言矣。

起尺寸法

掌后内踝横纹头动脉，穴名太渊，手太阴肺经也。天气通于肺，是有垂象之能焉，故经曰法取寸口，以决五藏六府之死生吉凶也。审其穴，以明部位之上下；度其人，以定尺寸之短长，尚有失之者耶。自《千金翼》谬称高骨为关，世咸宗之，以为定法，而不知其不经。夫曰手踝曰足踝，经有明文矣。所谓人有高骨，统凡骨之高者而言，非专谓是也。且关者阴阳之介，其为地也无几详见通诊略例。若以踝为关，必无地以处尺寸矣。

定三候法

俗诀轻手取之曰举，重手取之曰按。此于诊肾脉之法，则庶乎无过矣。乃继之曰：不轻不重取之曰寻，以为三候，则不经孰甚焉！夫经之所谓三候者，浮主二藏，中主一藏，沉主二藏，是三候而有五藏之分。信如俗诀，则必易五藏为三藏而后可与，是皆荒经者之所为也。经曰：初持脉如三菽之重，与皮毛相得者肺部也；如六菽之重，与血脉相得者心部也；如九菽之重，与肌肉相得者脾部也；如十二菽之重，与筋平者肝部也；按之至骨，举指来疾者肾部也。夫三菽、六菽、九菽、十二菽，可以存而不论。至若皮毛血脉肌肉筋骨，孰深孰浅，必无不知者。则亦非古法难而今法易也。彼故奇其说者，非不明其理哉。今以燥热湿风寒次第列之，而俗说之非，可涣然释矣。

皮毛燥金	浮候肺	血脉君火	浮候心	肌肉湿土	中候脾	筋风木	沉候肝	骨寒水	沉候肾

浮中沉三候六气所主之图

按此亦六气之所主，在三部则为上中下，在三候则为浮中沉，用虽不同，体实一致。盖藏府经脉，皆五运六气之所生化，故其法处处相合也。详见上篇寄位图说。

反关脉说

反关之法，出自后人。斯则古之所无，而今之所有乎？然五官不备，四体不具，皆前圣之所不论，则反关亦在所不论矣。吾观其反也。恒自列缺穴起，行于大骨之外廉，而寸口之脉不见焉，其分部当何如？曰以理揆之，当从掌后横纹而反取之，其则不远，斯之谓与，乃明明反矣，而寸口中或亦隐然有脉可按者何也？曰此手少阴神门穴动脉，因太渊动脉位置之移而俱移耳。凡若此者，锐骨之后，当不见动脉也。《千金翼》以为阳脉逆，反大于寸口三倍，或者又以为经虚络满，皆不通《内经》者之言，观左右阴阳诊法，则知其妄矣。

简易便学脉表凡初学持脉，从此法入，即得门经

诸脉名义，二十四条中颇为详尽。然分观合论，辩①误释疑，虽能提要钩元②，未必爽心豁目。故将四十法各摘精义数语，兼及病情而表列之。阅者苟于平脉，研求精熟，复于此而逐字玩味其义，比较其情，体之于心，揣之于手，则若者胃气多，若者胃气少，若者有胃气，若者无胃气，不啻古镜照神，妍媸立见矣。

浮　肉居中，脉行肉上、皮毛、血脉之分，皆曰浮。主表，病在外者顺，病在内者逆。

洪　浮之甚也，兼大而言。顺逆与浮同法。

沉　脉行肉下筋骨之分，皆曰沉，主里。病在内者顺，病在外者逆。

伏　脉行筋下曰伏。必一手偏伏或两手皆伏，而后谓之伏。仅与筋平者仍以沉名也，伏之顺逆与沉同法。

迟　一息三至曰迟，主寒。

损　真气损也。一息二至，一息一至，息半一至，二息一至，皆曰损。

数　一息五至曰数，主热。

---

① 辩：通"辨"。《淮南子·潃务》曰："若白墨之于目辩。"
② 元："玄"的避讳字。避清帝玄烨名讳。

至　邪气至也。一息六至，一息八至，一息十至，一息十二至，皆曰至。

虚　真气虚也。濡通作软者为虚，软而无力，绵绵以虚也。病虚者顺，反者逆。

濡　濡之本义为润，亦滑意也。濡弱而长，弦之平也，沉濡而滑，石之平也。

微　真气微也，虚极则微。轻切有脉，重切无脉也。

散　真气散也，微极则散。心之大散，舒发肖其精神，此则消散，踪迹同于恍忽。

实　邪气实也。牢者为实，牢以周匝为义。邪气充满则脉象周匝，故有实之名也。病实者顺，反者逆。

牢　牢之兼义为坚，牢长肝木之象。

缓　舒也，若引绳者持之不急，自放纵也。与虚异者，虚之应也力竭，缓之应也力舒；初求之似不足，细诊之乃有余也。主多热，又主伤风。

急　直急也，若引绳者操切之而直急也，主内寒。

紧　急而转，若绳之转也，主外寒。

滑　不涩也。

涩　不滑也。

长　长则应指而有余。

短　短则应指而不足。

结　脉来时一止曰结。主病沉滞久积久聚；病结故气结，以其气名其脉也。

促　迫也，疾甚也。与疾同法。

代　代，谢之省文，谓气衰而息也。其法有二：以藏气言者止有定数；以病气言者无定者也。与结同法而异名者，彼主久病，此主新病也。

　　动　摇也。其来而应指也。摇摇然而来，其去而应指也；摇摇然而去，主痛，又主有子。

　　横　如木之横，言坚甚也。属肝，主胁下有积，腹中有积。

　　横格　脉之两旁坚，中央空者。按之一脉，若分为两行，枝柯分垂之象也。主胆衰，以失精之故，木无所养也。

　　大　较常脉大者曰大。

　　小　较常脉小者曰小。

　　粗　土象也。鹿行则尘生，而土粗涩也。此缓脉之变见，故病亦主热中。

　　细　小之至曰细，如丝之细也。脉细而沉为骨痛者，阳虚也；沉细而数少阴厥者，阴虚也；沉细数散则寒热者，阴阳俱虚也。

　　盛　多也，茂也，与大异者，大以形言，盛以气言也。

　　有　有脉也。

　　无　无脉也。

　　徐　舒徐也。来徐上虚，去徐下虚。

　　疾　捷疾也。来疾上实，去疾下实。凡言虚者，正气虚也；凡言实者，邪气实也。

　　静　安也。主足六经。

　　躁　扰也。主手六经。

　　喘　脉之来去，有声而短，故曰喘也。

　　啸　脉之来去，有声而长，故曰啸也。

　　上所载病情，特其大略，亦有但言脉象而不及病情者。或以主病甚繁，或以阴阳不一，未便悉录。仍当于上篇及本篇法中考之。至于兼脉，无俟举隅，则在诊者随其所见而分别轻重也。

附　望闻问表

考二经诊法，切居其九。望、闻、问则一而已，盖切为主，而望、闻、问为辅。然其所以望、所以闻、所以问者，亦各有切当之理焉。岂隐怪之端，泛骛之说哉？姑摘其简要而易明者，表列于下。

望者，望五色也兼问。

闻者，闻五声也兼问。

问者，问五臭、五味、五液也，亦有兼望、闻二法者。

肝主色。

心主臭。

脾主味。

肺主声。

肾主液。

望	闻	问		
肝青	肝呼	肝臊	肝酸	肝泣
心赤	心言	心焦	心苦	心汗
脾黄	脾歌	脾香	脾甘	脾涎
肺白	肺哭	肺腥	肺辛	肺涕
肾黑	肾呻	肾腐	肾咸	肾唾

按：此五者，皆以五藏之脉，为死生之分。经曰：假令色青，其脉当弦而急。又曰：其脉浮涩而短，若大而缓，为相胜；浮大而散，若小而滑，为相生也。盖举隅之意，而善读者可以反三矣。

诊法心传

平脉，止一也。而不平之脉，千态万状，似乎知平易而知不平难；平者又将以平不平也，千态万状，以一平之，似乎知不平易而知平更难。然而不得其法则皆难，得其法则皆易。常因或之问而知之矣，或曰：平息之法何如？曰：气之出也，以一二默数于心焉；气之入也，以三四默数于心焉，久之而息平矣。息平而若者迟，若者数，举手而知之矣。夫四至平也，和柔尤平之本。以和柔者而体认精微，久之而大远于和柔者见，稍远于和柔者亦见，和柔四至类也。千态万状，迟数类也，犹绳墨之于曲直，规矩之于方圆，权衡之于轻重也，安有可欺者哉！经曰，必先知经脉，然后知病脉。经，常也，病，变也。非于常者知之熟，必不能于变者知之明。此理之决然而不可易者。诊法之心传尽于是矣，倘所谓一以贯之者乎。

悟境 以上二条尽学脉之法

诊，顷刻间事也。颠沛之求而仓卒之应，其易乱而易惑亦明矣。稽之经言，其尤简要者曰"持脉有道，虚静为宝"是也。脉之变无定也，以法之无定者待之，非先挟一端以求之也，故道在虚；病之机至微也，以诊之至微者探之，非漫凭一端以测之也，故道在静。虚静之至，而何是非之足乱、疑似之可惑哉？斯不仅持脉之要，而望、闻、问亦举不外是也。顾非游其神于太虚，不可谓虚；养其气于定静，不可谓静。廓然意见之俱无，琐屑可也，天下不见其虚也；寂然精明之内敛，浮嚣可也，天下不见其静也。惟道立于人之所不见，是故见人之所不能见，鉴不炫明斯之谓乎，斯之谓乎！

卷五　正名上篇

热病篇

黄帝问曰：今夫热病者，皆伤寒之类也。或愈或死，其死皆以六七日之间，其愈皆以十日以上者，何也？不知其解，愿闻其故。

类如《春秋传》颇类之类，偏也，伤于寒气之偏，故郁而化热。《水热穴论》曰：寒盛则生热。盖水火一物而二气，君火热也，本太阳也，命曰少阴；寒水寒也，本少阴也，命曰太阳。是以丹砂降之为元汞，元汞升之为丹砂，皆天地之至数然也。然则盛昌于东南者，恒郁积于西北，其故可思矣。余详下文。

岐伯对曰：巨阳者，诸阳之属也，其脉连于风府，故为诸阳主气也。

巨阳，经又称太阳，说见第四条。风府，督脉穴名，在顶后入发际一寸，为卫气大会之所。巨阳脉与督脉同起于目内眦，挟脊抵腰，分而下趋，为诸阳气之主，故诸阳皆为所统属也。

人之伤于寒也，则为热病。其不两感于寒者坊本误列此一句于"七日巨阳病衰"之上，昧者因有再传之说，**热虽甚，不死。**

不两感者，邪之入也缓，六传而后遍于六经，惟缓也故邪气不至浃于五藏六府，而热甚不死也。然本气有偏，治法差失者，亦不免焉。

其两感于寒者，必不免于死。三阴三阳、五藏六府皆受病。营卫不行，五藏不通则死矣坊本误列此四句于"故烦满而囊缩"之下，与"七日巨阳病衰"文气不接。

两感者，邪之入也暴，三传即已遍于六经，惟暴也故邪气洗于五藏六府，而不免于死矣。然未及三传者，亦犹可治也，详后第七条。

帝曰：愿闻其状。岐伯曰：伤寒一日，巨阳受之，故头项痛、腰脊强。二日阳明受之，阳明主肉，其脉侠鼻络于目，故身热、目痛而鼻干，不得卧也。三日少阳受之，少阳主胆，其脉循胁络于耳，故胸胁痛而耳聋。三阳经络皆受其病而未入于藏者，故可汗而已。四日太阴受之，太阴脉布胃中，络于嗌，故腹满而嗌干。五日少阴受之，少阴脉贯肾，络于肺，系舌本，故口燥、舌干而渴。六日厥阴受之，厥阴脉循阴器而络于肝，故烦满而囊缩。

传化之常度，始巨阳而终厥阴，一日二日云云。所以序受邪之次第，分别阴阳，要以见证为凭也。其论三阳，则皆举在表之经、在表之证；其论三阴，则皆举在里之经、在里之证。可见在阳者之原不入府，在阴者之无不入藏，汗之泄之之法，已括其理矣。余详后第四条、第八条、第六条。

七日巨阳病衰，头痛少愈；八日阳明病衰，身热少愈；九日少阳病衰，耳聋微闻；十日太阴病衰，腹减如故，则思饮食；十一日少阴病衰，渴止不满，舌干已而嚏；十二日厥阴病衰，囊纵，少腹微下，大气皆去，病日已矣。帝曰：治之奈何？岐伯曰：治之各通其藏脉，病日衰已矣。

传经既尽，则又各有自衰之候。然邪气虽衰而未除，犹必有以治之。通脉之法，经无明文，然不外各以引经之品达之，使余邪无所留滞也。

其未满三日者，可汗而已；其满三日者，可泄而已。

传邪虽有时而自衰，治病当及时而务去，况乎禀赋不齐，其本气有偏者。方其初中一经，而已变机迭出，又安能待其自衰耶？三阳已言其治，而三阴未言，故于此并发之，以示人见机于早也。

帝曰：热病已愈，时有所遗者，何也？岐伯曰：诸遗者，热甚而强食之，故有所遗也。若此者皆病已衰而热有所藏。因其谷气相薄，两热相合，故有所遗也。帝曰：善。治遗奈何？岐伯曰：视其虚实，调其逆从，可使必已矣。帝曰：病热当何禁之？岐伯曰：病热少愈，食肉则复，多食则遗，此其禁也。

病气本热，谷气又热，故邪气遗留而不去，伏藏于中，或又发为他病也。逆者正治，治寒以热，治热以寒也；从者反治，以热治寒而反佐之以寒，以寒治热而反佐之以热，所谓必伏其所主而先其所因。其始则同，其终则异者也。盖用药之法，不殊用兵，涿鹿之师，帝其本此以取胜与。甘肥之热，甚于谷气，热邪乘之，则病复作，尝有以此而取危亡者，故当禁之也。

帝曰：其病两感于寒者，其脉应与病形何如？岐伯曰：两感于寒者，病一日则巨阳与少阴俱病，则头痛，口干而烦满；二日则阳明与太阴俱病，则腹满，身热，不欲食，谵言；三日则少阳与厥阴俱病，则耳聋，囊缩而厥，水浆不入，不知人，六日死。帝曰：五藏已伤，六府不通，营卫不行，如是之后，三日乃死何也？岐伯曰：阳明者，十二经脉之长也，其血气盛，故不知人。三日其气乃尽，故死矣。

六经并受两感者，则当死；未遍六经者，犹可生。当分别观之此经文未言之言，在善读者细绎耳。胃为水谷之海，故血气独盛。诸经皆病，则血气无所宣布，故郁闷之至而不知人。三日气尽，亦大略也。余详第七条、第十一条、第五条。

篇末有错简一段，与本篇文气不相接续。其间论温、论暑，考之全经，亦不符合，诸家强为解说，误人性命不少。今姑删之。

又：本篇内亦有错简，今谨按文理提正。极见纲领自然，并未增减一字，以视从前讹注。梦里谈经者，有别矣，盖诸家惟不能考明此篇，以正张仲景之是非得失，反据仲书以为宗旨，所以舛错百端。或又偶窃《内经》之一二语，以为欺世盗名之具，有心者深求之、有不知其妄谬之何以出者。今故于此篇之后为《正名》论，以破其迷；而又摘出要义，分条发明，以引其趣。庶游艺之余，不复为所误也。

正名论汉人误以伤寒名其书，故论之

名因义而立者也，其所系大矣哉。是以古人虽一事一物之微，而不敢苟焉。寒盛生热，《内经》名《热论》而不名寒论，盖深有见于天地之至数也。至汉·张仲景纂述师说，采古方以缀之，名其书曰《伤寒》，失其名而义亦与之俱失久矣。顾其间寒热并列，补泻兼该，或因夫人禀气之偏与治法之失而设，亦自不无可取。乃鄙野之夫，遂守此以治百病，非热病也而亦以热病治之，如脉虚、身热，得之伤暑，与白虎汤则立毙之类，岂非名不正之过哉。病本轻也，以误而重；病本重也，以误而危，其殆哉亟亟也。亦固其所，其或专以治热病，而稽其法依然失措，执其方不免误投者，抑又何哉。盖仲景第以闻之师者笔之书，固未尝上溯轩岐，而下为折衷也。岂秦火①之后，《内经》诸书，汉世犹少传本与，注仲书者不能通晓。辄疑晋人伪撰，尊仲景而讥叔和，岂知方则尽本古人，法则早失经旨，不必失于仲，亦不必失于叔，而实失于仲之师哉。师必更有师，

---

① 秦火：指秦始皇焚书事件。

然不可考。则第得以仲之师断之，由汉而下古籍盛传，何不读遗经者，乃朝诵师言而暮矜己见，徒执臆说以诬前贤，竟不懔阙如之训哉。吾尝考其书，或曰某方一名某方，或曰某方新加名某方，或曰医以某方，则方皆古方，仲不过偶有增损，明矣。其时知治热病者众且多，亦明矣。仲尝称其师，师殆卓卓于众者，仲故受其说而著于篇耳。且尝考《内经》制方之妙甚详，而方之附而存者，不及千百之十一，为掩卷者久之。盖圣神制作，理难猝悟而效可浅求。卤莽者流，文则屏而不观，方则秘而争宝，第窃之以居奇。而君臣佐使之义，其不获闻于天下也。匪一朝一夕之故，其所由来者渐矣。今观仲书，乃信其说之不谬，而益服传方之功，为独巨焉。吁以仲殷勤之志，朗锐之资，倘窥见遗经，订正师说，则其所就，讵止此哉。是故迁变之机，发挥不少；险危之候，缺略犹多，甚或《上经》之证误列于下，《下经》之证误列于上。名义之失，流弊至斯。然在仲执笔时，其曲费苦心而无从措手也，览其文犹或谅之矣，吾惧夫仲也济世深怀，反没于庸庸者之茫然读之，而亦靡然宗之也。爰以《内经》标准于前，而采择于后焉。法之拟议而有合者，增删以一规模，不合者则去之；方之假藉而适当者，加减以明变化，不当者则易之，正其名而纲自张，考其义而例自定。六经虽奥，一瞬可窥，俾仲景全书之得失，将由此引伸焉，亦聊以寄吾之意而已。

论营卫第一条

风伤卫，寒伤营，其说大谬。

考《营卫生会》篇曰：营行脉中，卫行脉外。《卫气》篇曰：其浮气之不循经者为卫气，其精气之行于经者为营气。《痹论》曰：卫者，水谷之悍气也，其气慓疾滑利，不能入于脉也，

故循皮肤之中，分肉之间，熏于盲膜，散于胸腹。

由此观之，设令风邪不入太阳脉中，太阳之证何由独见？亦理之易知者。此不尽误于仲，而不善读仲书者之误也。

《风论》曰：风者善行而数变，腠理开则洒然寒，闭则热而闷。

盖风善动，忽开忽闭；寒善收，有闭无开。所以一有汗，一无汗也。分端扼要之法，第于开而有汗者断为风，不开而无汗者断为寒足矣，安用多事乎哉。

论风寒第二条

按风寒于五行本属相生，于六气同居下位，故伤寒者亦微有风，麻黄汤中所以有桂枝，风厥者亦微有寒，桂枝汤中所以用姜枣，此义惟周梦觉偶悟及之。诸家囿于俗说，而割裂营卫。古方之意，何自显明。且寒者，阴也，而于六气属阳。风者，阳也，而于六气属阴。仲书概以寒为阴，以风为阳，仅得半解，浅陋者流，执其说而津津道之，灾梨枣而伤生命多矣。

论风厥第三条

《评热病论》有太阳风厥一证，他经未尝与焉。考风者不传经而传藏，随手足六经所中之处，直趋内藏，而后五藏各传其所胜。风传藏之证，与寒传经之证，迥然不同，经固详言之矣。仲书六经条内，动称中风，而所论证候与风绝不相干，是即风厥不传经之明验，且不待考经而知其非也。惟是太阳一证略同伤寒，但于有汗无汗审之，已判然矣。今将此证附太阳篇末，所以明兼及之一端，仍不紊《内经》之旧例也。

论传经第四条

尝观夫日月之行，而得三阴三阳命名之义。日出于寅，正于午，入于戌。曰太阳，曰阳明，曰少阳，皆以其多少之数而名之也；月出于申明生之时，正于子，入于辰明尽之时，曰少阴，曰太阴，曰厥阴，以亦其多少之数而名之也。阳道顺，阴道逆。寅午戌，顺也；申子辰，逆也。何以谓之逆？为反乎阳道也。子之后为丑。丑，纽象也。纽而转之，反逆为顺，故始于太阴也。邪之传也，亦因天道之自然而已。《脉解》篇论三阴三阳所主之月，义亦如此。惟少阴在申，坊本误作十月，千古以来，承讹袭谬。罕能正之，惜哉。

论传经不及手六经第五条

寒非不伤手经也。伤手经者，为痹，为咳，为大肠泻，当脐而痛等病耳。说者谓仲书中泻心诸方，明明手经之药，而不知非也泻心者泄心藏耳，非泄心经也。且其方因误下而设，病本在表，不御敌以筹边，反开城而迎贼，令其窜入王畿，直逼宫禁。非举勤王之师，攘夷狄而尊周室无及矣。此岂心之本病哉，庸医之误人，其变生不测者，可罕譬而喻也。热病之例，惟三阴三阳并受两感传邪者，则邪气淫泆，五藏六府皆病，故云必死。假令但中两经，不过一藏一府受病，即再传两经，不过两藏两府受病，尚有两足经之无病者，手经藏府，于传邪何与焉。本气无偏，治之得法，犹将危地图存。此可细考经文，穷理辨证，而断断无疑者也。然则遂无互治而旁及者与，如麻黄白虎之互治肺，参苓白豆蔻汤之互治三焦，是也条辨于后可以晰其义矣。

论足六经正证第六条　凡热病分证之法具见论中

三阴三阳，各有正证。阳则汗之，阴则泄之。汗之云者，寒在阳，渐化热也，故法每判其等；泄之云者，寒入阴，尽化热也，故法多从其同。六经本证如斯而已。余法之变通靡定者，皆因本气之偏与治法之失耳。且凡在阳者，经去府远，经病而府不病，其入府者兼证也；凡在阴者，经去藏近，经病而藏亦病，其有寒者亦兼证也。仲书以为邪入三阴，即属寒证，试问果有何人，今日邪在阳确为实热，明日邪传阴即转虚寒，亘古以来断乎未有！审此数者则主客分明，用法更精当矣。

论两感第七条

三阳正证，本无下法，见三阴下证者，即两感；三阴正证，本无表法，见三阳表证者，即两感。仲书中两感证候甚多，而治法鲜当，由其不知为两感，而误命以他名也，今悉遵经提出，凡仲书所缺者则补之。尝见世所传两感专方，有谓其谬者，而初不知其何以谬，乃又为之词曰：表重于里者，重治其里，兼治其表；里重于表者，专治其里，勿治其表。究不能指明何经何证为两感，将何从知之，而何从治之哉？即知而治之矣，设有表里并重与表里并轻者，又将如之何哉？盖为无理之方以杀人，与创无凭之论以惑人，其失均也。

论日第八条

《热论》中一日二日云云，所以叙传化之次第，仍当审证分经，而非计日施治也。且猝中一经与传化之不以次者，经有明文，所当互考，安得徒计日而不审证哉？不审证而徒计日者，其杀人必不可数也。至若仲书不但计日，而更计时，是则术士妄说，本无足取，昔人谓仲景有神思而乏高韵，斯言信哉。

论并病合病第九条

仲书中所云并病合病，曰并曰合，究无分辨，且或各有轻重之不同，无可立法，亦不必立法。立法而法反晦，不立法而法自明，惟能守经者可通权耳。假令太阳病而阳明亦病者，加阳明药；少阳亦病者，加少阳药；其证等者，药亦等之；不等者，随轻重治之。若一经极重一经极轻者，则但从重者治之。使邪气之将传未传者，仍从本经而解可也。况乎推广其说，尤足以范围不过而曲成不遗耶。又若太阳证，气虚加参芪，血虚加归地，热者加清凉，寒者加温补，气滞行气，血滞行血，痰盛化痰，食伤消食。或有他病，起于同时；或有夙疾，因而并发，惟变所适，因证制方，庶几其有当乎。举一反三，而阳明、少阳可知，三阴亦可知矣。

论寒厥热厥第十条

考《厥论》，六经皆有厥。其为寒厥也，则手足皆寒；其为热厥也，则手足皆热。又有厥，或腹满，或暴不知人，近至半日远至一日乃知人者，其厥不一。皆取各经见证分别之。今观仲书，热曰热，寒曰厥。厥者，逆也。阳顺阴逆，其理固当。然阴阳之气，冲和为顺，故无病之人不寒不热。偏于寒，固为逆；偏于热，亦为亢。亢岂可谓顺哉？不若仍名之曰寒厥、热厥，则两得其称矣。

论脉略第十一条

太阳紧，少阴细，阳明大，太阴缓，少阳、厥阴弦。紧与细，大与缓，皆表里相属，而可以同类相求。少阳厥阴则一弦字尽之，此六经之大略也。而或浮，或沉，或迟，或数，或虚，或实，又各经之大略也。仲书脉法非不具此数端，而评论既涉支离，证药尤多不合，其不足据明矣。扼要之法，尤莫捷于《内经》。人迎一盛大于寸口一倍，下以例推病在少阳，二盛病在太阳，三盛病在阳明；气口一盛病在厥阴，二盛病在少阴，三盛病在太阴。详见左右阴阳诊法，有志斯道者，所当进求也。

论审证第十二条

《热论》六经见证，不过扼其大要，《内经》之例大都略于此而详于彼。盖恐人之率尔相求，而即轻于一试也。故今所审订者，《内经》全书之文皆有取焉，顾贵求详者，亦仍贵扼要，不必诸证悉见而后断为某经。但得一二明确之证，即当见机于早，而虑患于终。是故治其表必察其里，治其里必察其表，治寒者当察其热，治热者当察其寒。证异不妨治同，证同不妨治异。虽然此岂独为热病言哉。

论四失两误第十三条

热病治法，表里是已，虽然岂易事哉。故恶寒发热，风寒之常候也。而有时全非风寒。其恶寒也，有阴盛而恶寒者，有阳盛而恶寒者，汗之则盛者愈盛；其发热也，有阴虚而发热者，有阳虚而发热者，汗之则虚者益虚。此四易失也。固闭泻泄，虚实之常候也，而有时迭为虚实。其闭也，有阴虚者，有阳虚者，有阳盛者，虚者易误以为盛；其泄也，亦有阴虚者，有阳虚者，有阳盛者，盛者又易误以为虚。此两易误也。其操乎易失易误之衡，而无能或爽者，亦惟曰脉而已。

论麻黄汤第十四条

北方水者，西方金之子。用麻黄以治太阳，而其间杏仁之佐，升降之妙用在此，而互治肺喘者亦在此。皮毛者肺之合。寒气先袭皮毛，而后中于太阳，麻黄引太阳之邪外出，仍自皮毛而解。故汗出之后，头项之痛息，腰脊之强顺，而喘亦止焉。不独太阳正证，必资麻黄也，浅者谓是方之用，与肺无关。岂知寒邪直侵肺藏，喘咳而脉紧者，非麻黄汤固不为功哉，明乎此而互治之意得矣。至若一方不止一用，而法可通用者，则假借以用之。此用方之恒例，又非可得而悉举也。

论青龙汤第十五条

冬伤于寒，春必病温，为其伏郁之久也。而寒气客于太阳，发见稍缓者，即骎骎乎有化热之机①。太阳少阴表里相属，故少阴以烦躁应之。虽犹是麻黄本证，而壬水既有立涸之势，癸水断无润物之能，非辛凉以佐之，甘温以使之，安能得汗而解耶？故治太阳而不顾少阴者，非惟不能解外邪，或有转而为两感，抱火厝薪，宜其然矣。其命曰青龙，何也？太阳者北方壬水也，东方青龙所汲饮以上升，作霖而下降者也。甘温所以助之上升，辛凉所以助之下降，乘其热之将化未化，而汗以散之。故太阳之客邪解，而少阴之烦躁亦息矣。是何异雨霁烟消，而波平浪静者乎，其犹龙乎。

论真武汤第十六条

真武者北方之神，似必补水之品，乃称厥称。以益火培土者而当之，其义何与？不知北方者，依乎中央以成其德者也。戊癸合化，而后微温之气常存，封蛰之司弥固，故益火以培土，培土以制水。真武乃安其为真武焉，是以太阳之治，必顾少阴，水不足而烦躁者宜青龙，火不足而误治者宜真武，故曰一物而二气也。古方惟此与青龙、白虎及四承气，皆特立之名而各有深义，故并取而论之。

论白虎汤第十七条

西方金者中央土之子。白虎者，金神也。经曰：夫火疾风

① 骎骎（qīn 亲）：比喻很快。

生乃能雨。虎者，风之所从也。今邪入阳明，脉洪，身热，汗出，口渴，在表之邪甚矣，津液外亡，土气内亢，转为两感，特指顾间事耳。实则泻子，法当互治，是非白虎不为功，乃忽焉托一啸于深林，散微凉于长夏，非神明制作，乌能若是乎！惟是伤暑身热，见证略同，往往不免误用。然明明一则脉虚，一则脉洪，固实有其不同者。且即脉证相合，尤必察其本气，稍涉虚弱，即当加参用之，以护肺气，否则假道以伐虢，还师而取虞，岂不殆哉。

论葛根汤小柴胡汤二方第十八条

葛根为阳明经证之药。而汗多，脉洪者，犹当易之。以阳明主肉，血气独盛，寒虽在经，化热最捷，竭其津液，往往转为两感，此白虎汤之所由设也。麻桂辛热，为所大忌，乃反列葛根汤中，轻重相衡，而麻桂且过之，其故何哉？盖葛根之制，原无麻桂，其有麻桂而又过之者，因太阳兼证，差①重于阳明，而后加入也。否则必不以葛根名其汤矣。太阳与阳明彼此之分也，而在经与在府，浅深之判也。柴胡为少阳经证之药，黄芩为少阳府证之药。柴胡本方亦必无黄芩可知，且不独无黄芩，而并无人参。加黄芩者必兼府证，加人参者必兼气虚，此皆确然而不可易者，故传经而入少阳。一入庸俗之手，无不转为两感。盖邪未入府，而黄芩不翅为之招；气本不虚，而人参适以助其热。开关迎敌，果谁之过哉？有兼证则兼药不可少，无兼证则兼药不可多，故曰用成方，必深明其意之所在而后可也。

论承气汤第十九条

《经》曰：相火之下，水气承之。水位之下，土气承之。土

---

① 差：略微。

位之下，风气承之。风位之下，金气承之。金位之下，火气承之。君火之下，阴精承之。亢则害，承乃制。圣人俯仰造化，制方而立名。故凡藏气亢烈，呼吸存亡者，非此必无以夺神功而改天命。仲书误以三阴正证，提入阳明，而未误提者，后人遂创转属阳明无稽之说，是阿仲者又仲之罪人也。夫太阳有桃仁承气、阳明有小承气与调胃承气，而少阳独缺者，以胆附于肝，故世之患两感者，肝胆二经为尤众。盖胆病轻则肝或不病；胆病重则肝未有不病者也。尝观三阳表剂，由辛热而甘寒而苦寒，因敌布阵，所以断化热之危机耳，岂徒后人慎下云云哉。

论小青龙汤 第二十条

古方多不立名者，或以药名之，或以病名之，非不能名也，立之名而无深义，不如即药即病名之耳。吾观青龙必无大小二方。龙，神物也，孰得而大小之？白虎、真武，不闻有大小矣。承气、柴胡之有大小，制有轻重也。此则二方相较，而轻重且均焉。可断为汉代术家，不求其理而附益之耳。且其方绝无升降开阖之妙，虽有偶然用之而幸以无过者，究不可以为训。是故凡用方者，必深明其用意之所在，若徒信其名而不察其实，必有误用以杀人者。况乎用旧方疗新病，未必泛应曲当而区画不劳。某方可用，某方不可用，某方必不能不用；某药宜减，某药宜加，某药必不能不加。非审之又审，胡可得哉。

论朱鸟不以名方 第二十一条

朱鸟者，南方之神。相火也，受命于君以行政令，所谓空中之火。君无为，相行令，凡五藏六府之运动，莫非相火为之。无专执之政，故无主名之方，义详分诊论中深求其说，乃益知古人之精。迥非后世任意名方者，所能拟其万一也。

论古今方轻重 第二十二条

上世制方，轻剂恒少；后世制方，重剂恒少。人或以为权衡屡易，制度相悬，然尝考其间杏仁用至七十枚，大枣用至十余枚，附子或二三枚不等，以此推之，则古方本重可知矣。盖识力既分厚薄，时势亦有异同。今人禀气偏盛者，虽取上世极重之剂，倍而服之，亦未为过焉。偏阳者承气不寒，偏阴者附子不热，此亦事所恒有，不可泥于古，亦何可囿于今也。今凡假借古方，则仍古方之轻重；假借今方，则仍今方之轻重。其加减则各随原方之轻重以轻重之，逸少有言。后之视今，亦犹今之视昔，然则察证候、审脉情而揆时势，则又在用者之自为轻重焉尔。

卷六　正名下篇

太　阳　病

太阳正证按《内经·热论》三阳只有经证，今详考全书，凡病在经者列为正证，庶几一览了然。阳明、少阳均仿此

头痛，脊痛，目似脱，项似拔，腰似折，腘如结，腨如裂，发热，恶风寒，无汗而微喘，脉紧无他象者，麻黄汤主之。若脉紧而见证轻者，宜佐治开郁汤。

麻黄汤古方

麻黄去根节　桂枝各三两　杏仁去皮尖，七十枚　甘草一两，蜜炙

先煮麻黄数沸，撇去汤面浮沫，纳诸药同煎，热服。覆取微汗，中病即止，不必尽剂。无汗再服。

佐治开郁汤自制

佐治者，佐麻黄汤之所不逮也；开郁者，能开寒气之郁，不令化热而夺君火之权也。

羌活　防风　生姜各三钱　甘草一钱　大枣三枚

上方若风厥之轻者，亦可治之。加法照上篇第九条。

见证同前。时发烦躁，脉紧而仍无他象者，此寒欲化热，而少阴水不足也，急以青龙汤与之。若紧而数者，宜佐治开郁汤加麻黄生地黄石膏麦门冬主之。若脉虚而迟者，乃少阴火不足，而反烦也，宜麻黄附子甘草汤加黄芪白术主之表里相应，六经皆同，此条特举一隅。详见上篇方论。

青龙汤古方

麻黄去根节，六两　桂枝　甘草各二两　生姜三两　杏仁去皮尖，四十枚　石膏如鸡子大一枚，打碎　大枣十二枚

先煮麻黄，去沫，纳诸药煎，一服汗者止后服。

佐治开郁汤加麻黄生地黄石膏麦门冬自制，原方见前

以佐治开郁汤原方加麻黄去根节，一钱　生地黄　麦门冬去心　石膏各三钱

麻黄附子甘草汤加黄芪白术古方，本篇加

麻黄去根节　甘草蜜炙，各二两　附子一枚，炮去皮　加黄芪一两，酒炒　白术二两，炒

大汗出而表不解，仍发热，心下悸心动也动，头眩，身瞤瞤也，如失所依。此少阴火本不足，因太阳发汗失宜，又伤其阳，故阳气上浮，无所依从也。其脉当虚而迟，反者脉微而数，急以真武汤救之。

真武汤古方

附子一枚，炮去皮　茯苓　白术　白芍药　生姜各三两

发汗之后，表证悉解，汗出而喘，脉紧而数者，此寒袭于肺。复有热以持之，故不得随太阳而尽解也，宜麻黄杏仁石膏甘草汤。若脉虚而迟者，亦少阴火不足也，宜真武汤。

麻黄杏仁石膏甘草汤古方

麻黄去根节，四两　杏仁五十枚，去皮尖，打碎　甘草二两　石膏八两，打碎

真武汤见前。

头囟项痛，目黄，泪出，衄衄音求忸，见卷二，脉紧而数

者，宜佐治开郁汤加生地黄石膏麦门冬独活蔓荆子主之。

佐治开郁汤加生地黄石膏麦门冬独活蔓荆子自制

以佐治开郁汤原方见前　加生地黄六钱　麦门冬　石膏　蔓荆子　独活各三钱

太阳兼证按《内经·热论》寒在三阳，原不入府，今列为兼证，皆因本气有偏，治法差失而设。阳明、少阳均仿此

表证已除，口渴而小便不利，小腹满而脉浮者，此膀胱而本气寒也，茯苓散主之。若小腹不满而脉数者，此膀胱而本气热也，猪苓汤主之。或表未解者，依正证法，分别轻重，参合治之可也。

茯苓散古方，俗本谬作五苓，以茯、五音近而讹也

茯苓　猪苓　白术各七钱五分　泽泻六钱九分　肉桂五钱

上为末，以白饮合服方寸匕犹今调羹之属，日三服。

猪苓汤古方

猪苓　茯苓　泽泻　滑石　阿胶各一两

大腹亦满，小腹尤坚，不得小便，窘急难忍而脉浮者，此膀胱寒气，上连三焦也。参苓白豆蔻汤主之。

参苓白豆蔻汤自制

人参　茯苓　缩砂蜜①　桔根②　生姜各三钱　陈皮　甘草各一钱，同煎　白豆蔻三钱　牛肉桂一钱，二味为末，和服

凡少腹满者，应小便不利，反利者，有血在中也。脉沉而

---

① 缩砂蜜：砂仁的别名。
② 桔根：即桔梗。《说文》："桔，桔梗，药名。"

结，宜代抵当汤。若血在中而发狂者，或血自下亦愈，血不去而脉数者，桃仁承气汤主之。

代抵当汤 张仲景制

桃仁　当归尾　芒硝各三钱　生地黄　大黄各六钱　肉桂一钱　穿山甲三枚，炮

上仲景所制。以古抵当汤中水蛭、虻虫人情所畏，故代之如此。而未分别轻重，今酌如当时通用之法。

桃仁承气汤 古方

桃仁五十枚，去皮尖　大黄四两　芒硝　甘草　桂枝各二两

以水七升，煮取二升半，去渣，入芒硝，更上火微沸，下火，温服五合，日三服。

附　风厥证 按《内经》风证，惟太阳有之，自应附于太阳之末，仲书六经条内杂引混称，实属舛错，今悉删去

风厥之候，状同太阳正证 如头项、腰脊痛等证皆是。其不同者，彼无汗，此有微汗也，彼汗出而解，此汗出而烦满不解也。既不传经，复无府证。其有府证者，乃膀胱自病，与风无干。照太阳兼证例治之。或有风厥未除而府证亦见者，并治之可也。

涩涩肌肤瀸① 涩也 恶寒，淅淅 寒栗貌 恶风，翕翕 炽也 发热，微汗自出而脉缓者，桂枝汤主之。若脉虚微者，亦少阴火不足也，桂枝汤加白术附子主之。若脉浮数者，亦少阴水不足也，宜佐治开郁汤加生地黄石膏麦门冬主之。

---

① 瀸（jiān尖）：浸渍。此喻汗出有时。

桂枝汤古方

桂枝　白芍药　生姜各三两　甘草二两　大枣十二枚

上五味以水七升，微火煮取三升。去滓，适寒温服一升，日三服。服已须臾歠热稀粥一升，以助药力。温覆令一时许，遍身漐漐汗微出貌，微似有汗者佳，不可令如水淋漓，病必不除。若一服汗出病瘥，停后服，不必尽剂。若不汗，重服如前法。又不汗，后复小促，役其间半日许，令三服尽。若病重者一昼一夜服，周时观之。服一剂尽，病证犹在者，更作服。若汗不出者不服药时反发热，有微汗，服药后反无汗，乃服至二三剂，禁生冷、黏滑、肉、面、五辛、酒酪臭恶等物。

桂枝汤加白术附子本篇加

以桂枝汤原方加白术三两，炒　附子一枚，炮去皮

佐治开郁汤加生地黄石膏麦门冬自制

羌活　防风　生姜　生地黄　石膏　麦门冬各三钱　甘草一钱　大枣五枚

服桂枝汤后，汗不止而恶风，小便不利，四肢①微急缩急也，难以屈伸，脉虚者，桂枝汤加附子主之。

桂枝汤加附子古方，张仲景加

以桂枝汤原方见前　加大附子一枚，炮去皮

风厥未除，身体皆痛，其脉沉迟者，桂枝汤加人参附子主之。

---

① 肢：原作"支"。据《易·坤卦》"美在其中，而畅于四支"疏"四支，犹人手足"改。

桂枝汤加人参附子古方，本篇加

以桂枝汤原方见前　加人参三两　附子一枚，炮

风厥误下，腹满时痛，脉仍缓者，桂枝汤加白芍药主之。

桂枝汤加白芍药张仲景加

白芍药六两　桂枝　生姜各三两　大枣十二枚　甘草二两

误下伤中，遂泄不止，心下痞结，风证未解，脉虚者，桂枝人参汤主之。若表已解，泄亦自止，独痞不去而脉洪者，半夏泻心汤主之。若痞结不去，心复烦热，脉洪而数者，加味大黄黄连泻心汤主之。若痞结烦热，汗出恶寒，腹中微痛，脉数实者，宜附子泻心汤。

桂枝人参汤古方

桂枝　甘草各四两　白术　人参　干姜各三两

半夏泻心汤古方

半夏半升　黄芩　甘草　人参　干姜各三两　大枣十二枚　黄连一两

加味大黄黄连泻心汤古方，本篇加

大黄二两　黄连一两　加枳壳　芒硝各一两

附子泻心汤古方

附子一枚，炮去皮，破开别煮取汁　大黄二两　黄连　黄芩各一两

上三黄用麻沸汤二升，煮须臾，绞去渣，纳附子汁，分温再服。

上数方或他证误下而变证相同者，亦可加减选用。

阳 明 病

阳明正证说见太阳正证

身热，目痛，鼻干额痛，其脉大，无他象者，葛根汤主之。

葛根汤古方

葛根四两　白芍药　甘草各二两　生姜三两　大枣十二枚

濈濈汗大出貌汗出，烦渴，恶热，脉洪大者，白虎汤主之。若伤于多汗，气不足者，白虎汤加人参主之。若脉代者，白虎汤加人参麦冬白芍药主之。

白虎汤古方

石膏一斤，打碎　知母六两，酒炒　甘草二两　粳米六合

先煮石膏数十沸，再投药米，米熟汤成，温服。

白虎汤加人参张仲景加

以白虎汤原方加人参三两

白虎汤加人参麦门冬白芍药本篇加

以白虎汤原方加人参　白芍药各三两　麦门冬二两

伸欠颜黑，喘惋郁闷也恶人，洒洒振寒，而反无汗，阳气内郁而营卫不行也，脉当洪数，或反神昏而脉沉数者，与白虎汤则得汗而解。证本危急，误作太阳证治者必死。

白虎汤见前。

口渴，多汗，咳逆，欲吐，或微恶寒或又少气，脉洪大者，竹叶石膏汤主之。

竹叶石膏汤古方

淡竹叶二把　石膏一斤　甘草蜜炙　人参各二两　麦门冬一升
半夏姜制　粳米各半升

阳明兼证说见太阳兼证

发热如蒸，汗出不止，气喘而脉洪数者，调胃承气汤主之。
或面赤腹满，狂呼慢骂，弃衣而走，登高而歌，脉同者并治。
或身热，鼻干，暴注下迫，脉同者亦治。

调胃承气汤古方

大黄四两，酒浸　甘草二两　芒硝半斤

以水三升，煮取一升，去渣，纳芒硝，微煮令沸，少少温
服，恶人与火。汗出齘齿，身前皆热，脉洪数者，调胃承气汤
主之。

调胃承气汤见前。

胃气上逆，如欲呕状，甚者潮热身发热而润泽，又有时也，
大便不通，脉滑而疾，小承气汤主之。或反注泄，脉证同者
并治。

小承气汤古方

大黄四两　厚朴二两　枳实三枚，面炒

以水四升，煮取一升二合，去渣，分温二服。初服当更衣。
不尔者，尽饮之。

病本多汗，又误发汗，病虽小愈，或反闷瞀，以亡津液，
胃中干燥也。小便不利而脉数者，以小承气汤加生地黄甘草主
之。若小便不利而脉平者，不治自愈，以津液内还，而无复余
热，必自大便而愈也。

小承气汤加生地黄甘草本篇加

以小承气汤原方见前　加生地黄六两　甘草二两

大便坚燥，色黑而滑，大热伤血，留于肠胃，当患善忘如甫闻者须臾如未闻，甫见者须臾如未见之类，脉沉而数，宜代抵当汤下之。

代抵当汤张仲景制

生地黄　大黄各六钱　肉桂一钱　穿山甲三枚，炮　当归尾桃仁　芒硝各三钱

身热下血，其脉数者，宜犀角地黄汤。

犀角地黄汤今方

生地黄一两五钱　白芍药一两　牡丹皮　犀角各三钱

凡大便素结燥者，毋遽攻里，亦毋遽发汗，以津液本不足也。宜先与通幽汤润之。

通幽汤今方

当归　生地黄　熟地黄　大麻仁各三钱　升麻　桃仁　红花槟榔　甘草各一钱　大黄二钱，甚者倍用，轻者删去

凡小便清利，大便不通，其脉无病者，宜外治法。

古法一用蜂蜜七合，入铜器微火熬，频搅勿令焦，候凝如饴，捻作二寸条，加皂角末少许于上，纳入幽门，加盐亦可。

古法一用猪胆一枚取汁，入醋少许，用竹管长三四寸，以一半纳谷道中，将胆汁灌入。

今法一用生连兜葱一把，炒热熨脐中，并纳入幽门。

今法一用生连兜葱七根，姜一块，盐一钱，豆豉十四粒，烘热敷脐中，捆定良久，气通即效，不尔再敷之。

少 阳 病

少阳正证 说见太阳正证

呕逆寒热，不欲饮食，头痛颔痛，循肋而下，直至外踝，诸节皆痛，耳聋面尘，体无膏泽，脉但弦无他象者，小柴胡汤主之。

小柴胡汤 古方

柴胡半斤　半夏半升　生姜　甘草各三两　大枣十二枚

以水一斗三升，煮取六升，去渣再煎取三升，温服一升，日三服。

摘取张仲景加减法四条：

若烦而不呕，去半夏加栝蒌实一枚。

若渴者，去半夏加栝蒌根四两。

若胁下痞，去大枣加牡蛎四两。

若心下悸动，小便不利者，加茯苓四两。

心胁俱痛，不可转侧，脉证同前者，小柴胡汤加青皮草豆蔻主之。

小柴胡汤加青皮草豆蔻 本篇加

以小柴胡汤原方见前　加青皮一两　草豆蔻三枚，面裹煨

头痛，汗出，寒热往来，干呕，短气，脉弦者，小柴胡汤加缩砂蜜白豆蔻主之。

小柴胡汤加缩砂蜜白豆蔻 本篇加

以小柴胡汤原方见前　加缩砂蜜一两，同煎　白豆蔻五钱

为末调服。

寒热间作，颊肿而痛，痛连耳中，脉弦者，小柴胡汤去半夏加连翘贝母主之。

小柴胡汤去半夏加连翘贝母本篇加减

柴胡半斤　连翘六两　贝母四两　甘草　生姜各三两　大枣十二枚

本少阳证，误行汗下，脉证仍在者，按法治之，必自发热，汗出而解。若脉弦而虚者，小柴胡汤加人参白术茯苓陈皮主之。若脉微而数，寒热有时，发则神昏，宜小柴胡汤加黄芪人参白术附子熟地黄白芍药主之。

小柴胡汤加人参白术茯苓陈皮本篇加

以小柴胡汤原方见前　加人参　白术　茯苓各三两　陈皮一两

小柴胡汤加黄芪人参白术附子熟地黄白芍药本篇加

以小柴胡汤原方见前　加人参　黄芪各三两　白术六两　附子三枚，炮去皮　熟地黄一两　白芍药三两

妇人经来得少阳证，寒热谵语妄见，发作有时，脉但弦者，小柴胡汤加桃仁荆芥川芎当归主之。或如疟状者同治。若脉迟者，小柴胡汤加如前法，更加干姜肉桂主之。

小柴胡汤加桃仁荆芥川芎当归本篇加

以小柴胡汤原方见前　加桃仁一两，去皮尖　川芎　当归各两半　荆芥二两，炒黑

更加干姜肉桂者，加干姜一两，炮　肉桂半两

余同上加法。

又按：经来病热，六经皆有，各以主方，分别照加。

少阳兼证 说见太阳兼证

口苦，咽干，呕吐宿汁，脉弦数者，黄芩汤加半夏生姜主之。或上为口苦，下为微泄，脉弦数者，宜黄芩汤。

黄芩汤加半夏生姜古方，张仲景加

黄芩三两　甘草　白芍药各二两　大枣十二枚　加半夏半升
生姜三两

黄芩汤古方

黄芩三两　甘草　白芍药各二两　大枣十二枚

苦渴目眩，汗出振寒，脉弦数者，黄芩汤加柴胡主之。若寒热口苦，呕吐，暴泄，脉弦实而数者，小柴胡汤加黄芩芒硝主之。

黄芩汤加柴胡本篇加

以黄芩汤原方见前　加柴胡半斤

小柴胡汤加黄芩芒硝张仲景加

以小柴胡汤原方见少阳正证加黄芩三两　芒硝六两

咳呕胆汁，内有宿燥，入口即吐，脉弦数者，宜黄芩汤去大枣加生地黄麦门冬石膏主之。

黄芩汤去大枣加生地黄麦门冬石膏本篇加减

黄芩三两　白芍药　甘草各二两　加生地黄　石膏各半升　麦门冬四两

心下澹澹，如畏捕状，嗌中介介然隔也数唾，脉弦数者，黄芩汤去大枣加黄连半夏生姜主之。

黄芩汤去大枣加黄连半夏生姜本篇加减

黄芩三两　白芍药　甘草各二两　加黄连四两　半夏半升　生姜三两

太 阴 病

太阴正证按《内经·热论》寒传三阴，郁而化热，经藏并病。今详考全书，凡属热者，列为正证。少阴、厥阴均仿此

腹满䐜胀，嗌干烦心，不欲食，大便闭，胃脘痛，舌本痛，其脉当缓，或实而数，宜大承气汤。

大承气汤古方

大黄四两，酒洗　厚朴半斤　枳实五枚，炒　芒硝三合

以水一斗，先煮二物，取五升，去渣，纳大黄，煮取二升，去渣，纳芒硝，更上火微沸，分温再服，得下，余勿服。

大实腹满，心下急痛，不时谵语，脉实而数，大承气汤主之。或腹满不减，减不足言，脉同者并治。

大承气汤见前。

脾气大热，下连小肠，瘅热焦渴，肠中大痛，腹反不满，大便坚干，久不能出，脉实而数，宜大承气汤加生地黄槐花大麻仁主之。

大承气汤加生地黄槐花大麻仁本篇加

以大承气汤加生地黄四两　槐花　大麻仁各二两

大便不通，谵语，烦躁，绕脐而痛，发作有时，其脉实者，宜大承气汤。

大承气汤见前，照原方不加。

嗌干发黄，小便不利，脉浮数者，茵陈蒿汤主之。

茵陈蒿汤古方

茵陈蒿六两　栀子十四枚，去皮，炒黑　大黄二两

太阴兼证按《内经·热论》三阴无寒证，今列为兼证，亦因本气有偏，治法差失而设，少阴厥阴均仿此

腹中虚冷，食不能下，反见嗌干，烦心不卧，脉必虚数，宜白术附子汤。

白术附子汤古方

白术四两　附子三枚，炮去皮　生姜三两　甘草二两，蜜炙　大枣十二枚

以水六升，煮取二升，去渣，分温三服。

腹满冷泄，舌本若强，膈咽不通，或腹中寒痛，身体皆重，其脉迟者，宜理中汤。或中寒而呕，尤虫①上犯，脉同者并治。

理中汤古方

人参　白术　甘草蜜炙　干姜各三两

用水八升，煮取三升，去渣，温服一升，日三服。

烦躁而泄，日十余行，其脉和者，泄必自止。若脉虚者，宜理中汤加黄芪附子主之。

理中汤加黄芪附子本篇加

以理中汤原方见前　加黄芪三两　附子一枚，炮去皮

积饮痞隔，身重恶寒，小便不利而发黄者，其脉当迟，茵陈附子汤主之。

---

① 尤虫：即蛔虫。

茵陈附子汤今方

人参三钱　白术五钱　茯苓一两　附子六钱　干姜二钱　茵陈蒿四钱

阳明太阴两感按《内经·热论》阴阳同病即属两感，今详考全文，按法补入。太阳、少阴、少阳、厥阴均仿此

身热，汗出，腹满，谵言而不欲食，脉实大者，大承气汤加石膏主之。

大承气汤加石膏古方，本篇加

大黄四两，酒洗　厚朴半斤　枳实五枚，炒　芒硝三合

加石膏半斤，打碎

大便不通，身有潮热，腹中满痛，上连心下胃脘处，手不可近，脉实大者，大承气汤加石膏主之。

大承气汤加石膏见前。

手足濈濈汗出，腹胀而喘，脉实大者，大承气汤加石膏主之。或身热，腹满，谵语，暴泄，贲响有声，脉同者并治。

大承气汤加石膏见前。

气倦神昏，振寒数欠，身有微热，腹满而大便难者，脉当实数，急下之，宜大承气汤加石膏。或又潮热，发如疟状，其余脉证皆同者并治。

大承气汤加石膏见前。

腹满便闭，应时潮热，发则独语妄见，甚者循衣摸床，微喘直视，脉实而数，大承气汤加石膏主之。

大承气汤加石膏见前。

少　阴　病

少阴正证说见太阴正证

　　口热而渴，咽肿舌燥，嗌干及痛，上气冲心，心中热痛，脉细而数，宜大承气汤加生地黄麦门冬主之。

　　大承气汤加生地黄麦门冬本篇加

　　　大黄四两，酒洗　厚朴半斤　枳实五枚，炒　芒硝三合

　　　加生地黄半斤　麦门冬四两

　　口干舌燥，下为暴泄，其色绀青，身倦嗜卧，脉细而数，急下之，宜大承气汤。口干，溺赤，烦心及痛，足下热痛，脉细数者并治。

　　大承气汤见前。

　　先发热厥，转发寒厥，热伏于内，外寒反甚，烦渴，舌燥，脉沉数者，宜大承气汤。或神昏眩冒，脉证同者并治。

　　大承气汤见前。

　　口伤咽烂，手足热厥，脉沉数者，宜黄连阿胶汤加生地黄麦门冬主之。或兼泻泄，脉同者并治。

　　黄连阿胶汤加生地黄麦门冬古方，本篇加

　　　黄连四两　黄芩一两　白芍药二两　鸡子黄二枚　阿胶三两

　　　加生地黄四两　麦门冬二两

　　以水六升，先煮五物，取二升，去渣，纳阿胶、鸡子黄，更上火令胶化黄熟，温服七合，日三服。

　　心烦热痛，口热咽肿，脉细数者，黄连阿胶汤主之。若小便不利，肠澼下血，脉同者并治。

黄连阿胶汤古方

黄连四两　黄芩一两　白芍药二两　鸡子黄二枚　阿胶三两

以水六升，先煮三物，取二升，去渣，纳阿胶、鸡子黄，更上火令胶化黄熟，温服七合，日三服。

少阴兼证说见太阴兼证

发热嗜卧，脉虚微者，附子汤主之。或手足寒，及背恶寒而骨节痛，脉同者并治。

附子汤古方

附子二枚，炮去皮　白术四两　人参二两　茯苓　白芍药各三两

目眩眩然如无所见，恶闻食臭，小便色白，或时口渴，虚阳上浮而反渴也，脉细而迟，附子汤去白芍药加缩砂蜜半夏主之。

附子汤去白芍药加缩砂蜜半夏本篇加减，方见前

以附子汤原方去白芍药加缩砂蜜二两　半夏半升

身有微热，面色亦赤，泻泄，脉迟者，亡阳也。若足胫寒逆，汗出而脉紧者，亦亡阳也。附子汤主之。

附子汤见前。照原方不加。

寝汗出而恶风，喘咳身重，大小腹痛，寒厥泻泄，脉沉细而迟者，四逆汤加白术附子主之。

四逆汤加白术附子古方，本篇加

甘草二两，炙　干姜五钱　附子一枚，生去皮，破八片

加白术二两　附子一枚，炮去皮

腹大胫肿，咳而微喘，烦躁终日，脉沉迟者，附子汤去芍药加肉桂干姜主之。若时烦时止者，下焦虚冷，尤腹中长虫。为

其异于短虫，故曰尤，或作蚘。义同犯中焦也。尤上而烦，尤下则止。食下则呕，呕而更烦，甚则吐尤。寒逆脉迟，附子汤去芍药加半夏蜀椒主之。若虚而数者，附子汤去芍药加黄连蜀椒主之。

附子汤见前。

加肉桂五钱　干姜三两

加半夏半升　蜀椒一两

加黄连五钱切为片，入杯中，用麻沸汤浸须臾，取清汁兑。蜀椒一两同煎。

上均以附子汤原方去白芍药，各依法加，勿误。

太阳少阴两感说见阳明太阴两感

发热，恶寒，无汗，头项强痛，口干舌燥，烦渴，咽肿，其脉沉紧而数者，宜大承气汤加麻黄防风主之。

大承气汤加麻黄防风本篇加

厚朴半斤　大黄四两，酒洗　枳实五枚，炒　芒硝三合

加麻黄去根节　防风各一两

项背及腰以下皆痛，恶寒无汗，上气而喘，心热而痛，脉沉紧而数者，大承气汤加羌活独活主之。

大承气汤加羌活独活本篇加

以大承气汤原方见前　加羌活　独活各一两五钱

头囟项痛，泪出，鼽蚘，大便不通，小便赤色，心烦咽痛，脉沉数者，大承气汤加羌活主之。

大承气汤加羌活本篇加

以大承气汤原方见前　加羌活一两五钱

厥 阴 病

厥阴正证说见太阴正证

胸满呕逆，面青善怒，胕内足胫内廉自热，泾溲大小二便不利，好卧屈膝，脉弦而数，宜大承气汤加木通栀子车前子主之。

大承气汤加木通栀子车前子本篇加

大黄四两，酒洗　厚朴半斤　枳实五枚，炒　芒硝三合

加木通　栀子炒炭　车前子各一两

腰痛，便闭，舌卷囊缩，脉弦数者，大承气汤主之。

大承气汤见前，照原方不加。

面尘脱色，少腹急痛，下连阴器，或少腹肿，脉实者，大承气汤加青皮橘核栀子主之。

大承气汤加青皮橘核栀子本篇加

以大承气汤原方见前　加青皮　橘核　栀子炒黑，各一两

厥阴兼证说见太阴兼证

胸满而烦，邪结在中，外发寒热，气逆头痛，脉但弦者，宜降逆汤。或温温欲吐烦热而逆之状，复不能吐，脉证同者并治。

降逆汤自制

半夏六钱　黄连　枳壳各二钱　干姜　黄芩　缩砂蜜　陈皮厚朴各三钱

心胁冷痛，时发干呕，寒厥脉迟者，急温之，宜四逆汤加附子缩砂蜜白豆蔻主之。

四逆汤加附子缩砂蜜白豆蔻古方，本篇加

甘草二两，炙　干姜五钱　附子一枚，生去皮

加附子一枚，炮去皮　缩砂蜜一两，不研，同煎

白豆蔻五钱，研末调服

呕逆飧泄，腹痛转筋，脉弦迟者，宜吴茱萸汤加缩砂蜜半夏主之。若脉虚数，更加黄连汁，反佐以取之。

吴茱萸汤加缩砂蜜半夏古方，本篇加

吴茱萸一升　人参三两　生姜六两　大枣十二枚

加缩砂蜜三两　半夏半升

以水七升，煮取二升，去渣，温服七合，日三服。

更加黄连者，用黄连五钱，切碎泡取清汁和服，余同法。

注泄鹜溏，寒厥干呕，渴而欲饮，饮下复吐，脉沉伏者，加味白通汤主之。若口不渴而脉微者，去葱白胆汁。余同法。

加味白通汤古方，本篇加

葱白九茎　干姜一两　附子一枚，生去皮

加半夏半升　缩砂蜜一两　白术二两　茯苓四两　猪胆汁一合

和汤服。

泻泄自止，恶寒蜷卧，手足温和，脉弦迟者，白术附子汤主之。或又时烦，欲去衣被，脉证同者并治。

白术附子汤古方

白术四两　生姜三两　甘草二两，炙　大枣十二枚　附子三枚，炮去皮

囊缩身蜷，脉弦迟者，宜四逆汤加附子肉桂主之。

四逆汤加附子肉桂本篇加

以四逆汤原方见前　加附子一枚，炮去皮　肉桂五钱

附：外治法

生葱一握，炒热熨脐下。

少阳厥阴两感说见阳明太阴两感

胸满胁痛，囊缩耳聋，咳呕胆汁，忽忽善怒，脉弦实而数者，宜大承气汤加柴胡半夏主之。

大承气汤加柴胡半夏古方，本篇加

大黄四两，酒洗　厚朴半斤　枳实五枚，炒　芒硝三合

加柴胡半斤　半夏半升

往来寒热，口苦咽干，胸胁满痛，大便泻泄，脉弦实而数者，大柴胡汤主之。或发寒热，心烦而呕，泾溲不利，脉同者并治。

大柴胡汤古方

柴胡半斤　半夏半升　枳实四枚，炒　生姜五两　大黄二两

大枣十二枚　黄芩　白芍药各三两

两感方论

两感古方仅存于此，惜哉！吾尝谓仲不知两感为何病，非无征也。其言曰发表攻里，自是不同，半信半疑之意已显然矣。即其所采大柴胡汤，又意在两感，而不敢径称为两感，故有表证未除里证又急云云。吾意两感古方甚多，且少阳厥阴亦不止此一方，特限于不知，而无从采择耳。因是推古人所本有，发后世所未闻，各取古方而增益之。皆夙所经验者，质之古人，固自信焉。若夫神而明之，则又存乎其人矣。

天地人辨

天以三阴三阳运于太虚之表，而后人生其间焉。有风木故有肝、胆，有君火故有心、小肠，有相火故有心主三焦，有湿土故有脾胃，有燥金故有肺大肠，有寒水故有肾膀胱，为其藏府之相属也。言阴者以藏统其府，言阳者以府统其藏，观气运诸篇，其理昭然矣。虽然，人者天远而地近，得于天者每不足，得于地者每有余，是以灵顽清浊，不能相半，此其所关，岂细事哉。特茫茫千古，无与上契遗经耳，今且反而求诸身焉。半身以上，天之气也，在天原无所谓不足也，而手之三阳从手走头，手之三阴从藏走手，其经脉之行未尝得半焉；半身以下，地承天之气也，在地原无所谓有余也，而足之三阳从头走足，足之三阴从足走腹，其经脉之行且已过半焉。然天下事，不足者，其终也处于有余；有余者，其终也处于不足，亦机之自然者乎？故自气运诸篇而外，凡以三阴三阳之名而议其病者，大都皆在足经。不独《热病》一篇为然也。不察乎此，则《热论》之易知者，且不能得其旨矣，况微妙之至者乎？

卷七　育类全篇

论调经保孕催生

上世经文，万法具举，而独不闻以调经、保孕、催生立为条目。后世疑其有阙，于是好事者屡牍连篇，分门别类，谓可以补造化、续圣经，而孰知其误苍生也哉！夫经如期而自孕，孕及时而自生，有莫之为而为者。经而愆期，孕而陨坠，生而艰阻，此必有病焉以锢之。圣经之中，去百病者何所不备。盖诚能去其病，则经自定，孕自安，生自易矣，安用更有良法哉？夫果无病也，岂有经失调、孕不保、生待催者？果有病也，又岂有经可调、孕得保、生能催者？理自显然。特胶于调经、保孕、催生诸书者，徒执其方而侥幸于偶中，无由破其迷惑、牖①其聪明也。无已。请譬之木焉，经其华发也，孕其实充也，生其时熟也，不发不充不熟，将责之发与充与熟与，抑亦责之木与。风摇则护之，虫蚀则毒之，土薄则粪之，枝繁则删之，干则润之，湿则燥之，人事之至，化工见焉。发也，充也，熟也，其末也，无可治者也；木也，其本也，有可治者也。治其有可治，则末自茂；治其无可治者，则本先摇。观于治物而治人可得矣，护之救表也，毒之攻里也，粪之补虚也，删之泄实也，润之滋阴也，燥之回阳也，此圣经中悉哉言之者也。慎斯术也以往，其寡过矣乎。

---

① 牖（yǒu 有）：通"诱"，开导。元代刘埙《隐居通议·杂录》曰："孰总其群，乃作之君；孰牖其迷，乃作之师。"

论临产

调经、保孕而不知治病，世之受其误者或犹浅矣。而催生之说，动系存亡，其故何哉？盖一言催，则躁妄作，神志昏焉。故临产之误，误于不知治病者半，误于不知养气者亦半。不独当局迷，而旁观亦惑也。夫病与气既非两事，则治与养必协一心。务在悉其病情，按法治之。一切符水茶汤，不得纷然竞进，当留有余之地，以行有益之药。否则肠胃充盈，三焦闭塞，胎必无由转身，虽有仙丹，终亦必亡而已矣。生人本大福，而反取奇祸者，大都坐此弊也。惟劝病者以安睡忍痛，而善保精神，亟戒其家之施法祷神，而消除疑惑。疑惑空则万缘退听；精神健则大气涵濡。病且易愈，何况生生之道，本自然而无难者哉。故善养气者，虽有病而亦易生；不善养气者，虽无病而亦难产。无故逼之而使血水过多，无故劳之而令形神俱困，则或产未及时，临盆太早者有之，则劝之戒之，而调其血气可也；甚或产为催逼，胎婴逆乱者有之，亦劝之戒之，而济其艰危可也。虽然，补救于已事，曷若绸缪于未事。未事且无论已，而临产一月半月之前是为将事。将事者，天机与人力相需之一候也。尤宜时起居，节劳逸，慎饮食，避风寒，幸而无病。心安体适，以自然者养之，不可多事也。如或有病，随证用药，以当然者治之，不可怠事也。及至临事，更能从容不迫，不畏事，不轻事，不偾事，自觉先生如达矣。言至此，则古人之所以无催生条目者，不益信然哉。

问悉病情此论为临产审证察脉用药之总法

所谓悉病情者何也？曰寒热不同，虚实各异。轻率做草，则风寒易侵，忧惧劳心，则饮食易积，岂一端而已哉。虽然，证难枚举，而脉可约言，腹痛而血水来。脉动甚者，欲产也；若脉不动者，非产也。如有病者，无论是产非产，脉象各随其病应之，治法即各随其病主之。或以生血养气为佐，而又轻重之以济其所偏则善矣。惟麻黄、桂枝发汗大过，经曰：夺血者无汗。血下水来，而遇有太阳表证者，当以羌活防风代之。余药当攻则攻，当补则补，当泻则泻，当温则温，各视病情，慎勿拘拘宜忌。要在察脉审证，运以精心，而一切疑似之词、流俗之见，胸臆间自无所容耳。

问调血气

所谓调血气者何也？曰：方书曰弄胎，曰试胎，曰试痛，曰试产。以为儿之将生，必先自弄自试，故尔腹中作痛也。孰知弥近理大乱真者，固莫甚于是哉。世有不弄不试，而猝然以生者矣，两相较则至理出焉。盖滑与涩殊其体，畅与郁殊其心。胎在腹中，日长月大，至三五月以后，气血往来渐有阻碍，渐能作痛，甚者血水交下，妇人以为月数未足，安眠稳食，调其血气，而居然无恙者，不疑为当生也，世俗所谓胎漏者此也。及九十月之交，血气往来更多阻碍，更易作痛，甚者亦血水交下，妇人以为月数已足，忘眠废食，扰其血气，而涉于危亡者，疑其为当生也，世俗遂多难产者此也。岂知月数之足不足，全由天定，不假人为，前者有之，后者亦有之。一疑一不疑，犹是阻碍而腹痛作也，犹是阻碍而血水下也，明暗分而祸福不能同途矣。转祸为福之法，凡见痛势轻缓，或乍紧乍松，或还作还止，万不可因血下水来，遽尔坐草用力。当坚心忍耐，放心食眠，各因其理以顺乎天机，不因其疑而乱以人事。寓滋补于宣通之中，庶几一举而两得乎。立方于后，附以加法，备采择焉。

顺天饮自制

腹痛缓慢，血水不多，形神未困者，急令安卧，勿妄用力强催。频频服之，当生者自然快利，不当生者自然平安。

台党参　茯神　当归各二钱　川芎　香附制片　陈皮各一钱　甘草五分，蜜炙　缩砂蜜三粒　紫苏三钱　菟丝子　荆芥穗炒黑　白芍药酒炒，各一钱五分

诸证同前，惟血水下多者，加熟地黄三钱，阿胶五钱如无，以顶上驴胶代之；诸证同前，惟形神俱困者，加黄芪酒制三钱；若血水多来，形神困顿，惟痛势缓慢者，加黄芪酒制三钱，当归加为四钱。

详问无病情，细审无病脉，可以前方随宜分别服之。若有病者，当因证施治，不得误用。

问济艰危

所谓济艰危者何也？曰其痛一阵缓一阵者，全在忍之，慎勿自家扰乱。其痛一阵紧一阵者，乃可言之，以便他人安排。而当生之候，则殊未至也。他人尽管安排，自家总不可扰乱。其痛稍缓，上床安卧，镇静养神。渴则饮，饥则食，宽心以待之，细心以辨之。忍得更久，痛得更熟，自然生得更快。重阆①之中，天机忽动，儿乃翻身而下，行乎其所不得不行，于是乎浑身皆生气之所鼓荡焉。脐腹急痛一也，腰间重坠二也，后阴并急三也，前阴肿满四也，血水猛来五也，目中出火六也，手中指经脉躁动七也，七候皆全，扶坐弩②力，因势而利导之，片刻即生矣，何艰危之有哉？若七候未全，妄行扶坐弩力，天

---

① 阆（làng 浪）：空隙，空旷。

② 弩（nǔ 努）：用同"努"。尽量使出（力气）。

机未至，人事害之，则艰危有不可胜言者。古之所无，而今之所有误与不误之分也，与稽其数，约十有二焉。其察之也贵得其详，其治之也必权其要。而尤在安之慰之，使患者心定气凝，释其疑而忘其苦，庶几反逆为顺，而履险如夷乎？

条　辨

迟产 凡是产非产辨法详此条中

一曰迟产。名之曰迟，而究非迟也。不待时，妄用力，血气以伤，欲速反迟耳，必要辨明证候。如果胞水破后，胸前陷下，重坠难忍，则知生机动于内，阴户肿胀，则知生机达于外。内外交作，乃是胎已出胞、转身向下之明验。而犹七候不全，延久不下者，因无血气以运之，不能夺关而出，俗称交骨不开者此也。不知交骨者具开合之体，而不能司开合之权。是故小草初萌，土虽坚而立破；栗芽欲吐，室即栗壳虽固而终开。血气之相济，一暄润之得时而已矣，岂得偏执一方而不知辨哉？气伤者宜健气汤，血伤者宜滋血汤，气血并伤者宜运胎饮。有他病者，均可随证酌加，安卧以待。七候全者，弩力即生，若不察明胎已出胞与否、妇人血气强弱、有无病情，徒执俗方书加味芎归汤用之，则幸中者少，遗误者多矣。

风伤阴户

二曰风伤阴户。一切见证，尽同前条。时遇天寒，被风吹伤，肿胀干涩，出路狭小。审证用药，概照前法。外用紫苏煎汤。扶产妇正坐，后实前虚，用大手巾一条，折作数层，浸汤捻干，轻轻运之，冷则再浸。如此三五次，以麻油和蜜，用碗置热汤中令温，润擦少许，坐热被中从容俟之。

沥浆生

三曰沥浆生。但有胞水早来，流至数日，胞水已尽，腹痛仍缓，并无胸前陷下、重坠难忍、阴户肿满等证，此胎未出胞之明验也。然浆竭则胎失所养，欲留不可，欲出不能，速令安卧，勿妄用力，以加味滋血汤频服，浆生则胎自下矣。

坐产

四曰坐产。大凡产妇欲坐，总要后实前虚，恐防生路也。若误用力于先者，及七候将全，或反倦怠，加之坐不如法，防其生路，至母欲用力，而儿又倦而难下矣。急用巾带高悬，令母以手攀之，轻轻屈足，良久即生。不下者，即速安卧，审证用药，照第一条。

横产

五曰横产。儿先露手是也。令妇正卧，以手徐推儿手，令其下身直上，再以中指摸其两肩，勿使脐带绊系，扶起用力即生。不下者仍令安卧，审证用药，照第一条。

偏产

六曰偏产。有儿头偏在一边者。令母正卧，以手徐推正之即生。有偏在后边者，令母正卧，以手徐推上之即生。若儿不趋前阴，反趋后阴者，当扯绵衣一块，炙火令热，裹包塞于后阴，后实前虚，胎自趋前而生。若不下者，即速安卧，审证用药，照第一条。

碍产

七曰碍产。儿头虽正，不能得下，必因转身之时脐带绊在肩上，以中指摸其两肩，推开脐带即生。不下者，审证用药，照第一条。

逆产

八曰逆产。儿先露足是也。说者谓宜托入，待儿转身顺下，而所曾经验者，即听其逆下亦可也。或待之片时，又不即下，令产妇靠背仰卧，天寒则用被覆之。审证用药，照第一条。

肠出

九曰肠出。产时母肠先出，用净盆盛温热水少许，再入麻油养润其肠，水冷则速易之。切记切记。待胎与胞衣下时，自己吸气，令人以麻油涂手，徐徐送上。

又法：用黄芪四两煎汤浸之，内服加参生化汤一剂即上。

又法：肠出不收者，慎勿见风，急以麻油润之。用蓖麻子四十九粒，去壳研碎，敷产妇头顶心，待肠收上，即速洗去。

又法：肠被风干，不能上者，以磨刀水少许涂之，内用好磁石磨水少许服之，磁能吸铁，此最妙法也。

膀胱坠出

十曰膀胱坠出。胎并胞衣下后，膀胱垂出阴户者，亦以麻油涂手，徐徐送入。内服加参生化汤一剂。若误碍破者，送入服药，均如前法。足月之后，用完光饮补之。

死胎不下

十一曰死胎不下。不得以面赤、舌青悬断生死。必细审腹中不动，听之则胎无息音，摩之则腹若冰冷，乃是胎死之明验。血虚者，宜芒硝脱花煎；气虚者，宜参附芒硝脱花煎，又均可与济坤丹。皆宜静以待时，不得妄用力也。若临产未产之时，忽然昏闷，目翻牙紧，面黑唇青，口角流沫，至危之候也，宜霹雳丹或造命丹救之。

胞衣不下

十二曰胞衣不下。产母气力强健者，令人持旱烟具一根，用手掌抵其火门，勿使走气，以烟管入产妇口中，令衔紧用力重吹数口，其胞即下。或用冬蜜一杯，以百沸汤调服亦下。稍待一二刻，不能即下者，速断脐带，以麻线将脐带系紧，又折一下，再系一道，用布一块，或旧手帕亦可，折作数层，系上坠之，速照后琐言，如法安睡，切勿以胞衣未下为疑。虽日久无妨也，但宜速用生化汤，约两昼夜连服五剂。若腹中胀痛者，间服失笑散，自然落下。不下者，如法多服，必下。欲速则与济坤丹，或仙剪饮。

若执俗说以为胞衣迟来，不免灌血上冲，举室张皇，致令产妇惊疑，则遗误非浅矣。不思胞衣既破，断无灌血之理，亦曾无上冲之事。惟是胞衣之下，必待瘀血不停，正气强盛乃能脱然而出。一为俗说所误，惊则神散而血乱，疑则思多而气结，本非灌血而有似于灌血；本非上冲而有似于上冲者，千秋疑案，遂无从剖别几微也，尝于此见镇静之妙矣。

论临产诸方

至平之事，一误而出于至险。险也，犹可以平治之，则其险犹未为至矣。而有时必不能者，则但可论证之险不险，不可论方之平不平也。今之论方者，但求方平，不计证险。前代济险出艰之方，制作稍峻者，几散逸而不可复睹。一遇至险之证，坐视其毙者有之，非未尝治也，药力之缓不敌病势之急耳。夫天生百物以养人，其用各有所止。是故专主险峻者，不知险峻之用者也；专主和平者，亦不知和平之用者也，为其执一而废百也。相需为用，而后其用以神，神用无方而何所止焉，吁！

岂独用药为然乎哉。

健气汤 自制

治产妇坐草太早，劳力困惫，及至胎已出胞，而不能送下者，或气分素虚，无力送胎，或坐产、横产、偏产、碍产、逆产见证相同者并治。

黄芪一两，蜜炙　当归五钱　肉桂　牛膝各一钱半

药之法，不得乱饮茶水，一日宜进二三剂，以胎下为度，不拘帖数，有他病者，随证酌加。

附方：独参汤 今方
主治同上。
野参
煎水，频服，每服三钱。
服法、加法照首方。

滋血汤 自制

治产妇坐草太早，胞水先尽，及至胎已出胞而不能送下者，或有血分素亏，无水送胎，或坐产、横产、偏产、碍产、逆产见证相同者并治。

当归　冬葵子各一两　生地黄酒洗　川芎各五钱　车前子三钱
服法、加法照首方。

加味滋血汤 自制

治胎未出胞，而水浆先竭者。

以滋血汤原方，冬葵子加为二两　香附制　益母草各三钱
麦门冬一两

服法、加法照首方。

附方：归芎汤今方

主治同上。

当归一两　川芎五钱

服法、加法照首方。

运胎饮自制

治坐草太早，劳力困顿，浆水先尽，气血两伤，及至胎已出胞而不能送下者，或坐产、横产、偏产、碍产、逆产见证相同者并治。

黄芪蜜炙　当归各一两　冬葵子五钱　野参　香附制，各三钱

服法、加法照首方。

生化汤前代方

论见产后主方。

当归八钱　川芎三钱　桃仁十四粒，去皮尖，研碎　甘草蜜炙黑姜各五分

用益母草二两煎汤，煎药。

加参生化汤本篇加

治肠出及膀胱出者。

以生化汤原方加野参三钱

完光饮今方，原名完胞，本篇改正

治膀胱坠出，误碍破者。待足月之后，调理斟酌，别无病情，乃可服之。

台党参　白术土炒　当归各一两　益母草　茯苓各三钱　生黄芪　川芎各五钱　桃仁十粒，炒研　白及研末　红花各一钱

用猪溺脬①一个，煮取汁煎药，不拘帖数，以愈为度。

芒硝脱花煎今方

治死胎不下，其人血虚者。

当归五钱　冬葵子一两　川芎三钱　车前子一钱五分　牛膝
肉桂各二钱

提净芒硝五钱，以药煎水泡服。

加味芒硝脱花煎今方

治死胎不下，其人气虚困极者。

以芒硝脱花煎原方，加野参三钱　附片二钱

霹雳丹前代方

治临未产之时忽然昏绝，目翻牙紧，口角流沫者。

蛇脱　蚕故纸均烧灰存性，各二钱　男子头发　路旁左足草
屦②均烧灰存性，各一钱　乳香研末，五分　黑铅二钱五分　水银七分
五厘

以黑铅、水银入锅中，火上熔化，结如砂子，研末和诸药
研匀。用公猪心血和丸，如梧桐子大，金箔为衣，每用三丸，
热水下长流水热之更佳，或煎化灌之。

造命丹前代方

主治同霹雳丹。

蛇蜕　蚕故纸　男子头发均烧灰存性，各一钱　乳香五分
共研细，酒冲灌下。

---

① 溺脬（pāo 抛）：溺同"尿"。尿脬：膀胱。
② 屦（jù 句）：古代的一种鞋，用麻或葛制成。

失笑散 _{前代方}

治胞衣不下，腹中胀满。

蒲黄　五灵脂各等分

炒研末，酒煎热服，每服三钱，与生化汤间服。

附方：降胞丹 _{前代方}

主治同失笑散。

附子炮，五钱　牡丹皮去骨　干漆炒令烟尽，研碎，各一两

共为细末，用大黄一两研末，好醋一升，同熬成膏，和前药为丸，如梧桐子大，每用五粒，温酒下。

仙剪饮 _{今方，本篇命以名}

治胞衣不下。

芡实叶

取大如盘未损破者，晒干，每用一叶，扯作二三块，水煎兑酒少许服之，其胞即作二三块而下。凡用此方与降胞丹者，必察明果为胞衣不下，乃可用之。若遇双胎，一胎已下，腹中仍动，当照迟产条中用药。

济坤丹 _{前代方}

主治沥浆生及死胎，胞衣不下，并产后发狂。

大黄一斤，锦文坚实者，为末　苏木三两，剉碎，用河水五碗，煎汁三碗　六月黑豆三升，水浸取壳，用绢囊盛壳同豆煮熟，去豆，留汁，将壳晒干　红花三两，炒黄色，用好醋四碗煎十余沸，去渣留汁　陈米醋九斤，将大黄下锅，入醋三斤，文火熬之，以长木箸频搅成膏，再入醋三斤，既又入醋三斤，搅如前，加黑豆汁再熬。次下苏木汁，又次下红花汁，次第熬成膏，以瓦盆盛之，锅底焦结者取起，入后药同磨　熟地黄　台党参　益母草各二两　当归酒洗　川芎酒洗　香附醋炒　茯苓　延胡索醋

炒　苍术淅米水浸，炒　蒲黄隔纸炒　桃仁去皮尖、油，各一两　地榆
酒洗　白芍药酒炒　羌活　橘红　山茱萸去核，酒蒸，晒干　五灵
脂醋炒　荆三棱醋浸透，纸裹煨　川牛膝炒　马鞭草　甘草蜜炙，各
五钱　高良姜　木香各四钱　秋葵子　青皮去白，炒　白术淅米水
浸，炒　木瓜各三钱　乳香　没药各二钱　乌药去皮，二两五钱

上共豆壳晒燥，为末，入石臼，以膏和匀，加炼蜜一斤，捣千杵为丸，每丸重二钱七八分，净室阴干，忌见日光、火气，干后用蜡包好，临用去蜡，各随病情以汤下之。

沥浆生，服加味滋血汤二三剂后，胎未下者，用冬葵子五钱，煎汤调服。

胎死腹中，服脱花煎一剂后不下者，强健妇人用车前子三钱，和陈酒少许，煎汤调下，若弱者，加台党参三钱。

胞衣服药不下，不能得仙剪饮者，用益母草三钱，加炒盐少许，煎汤调下。每用一丸，约待一时未应者，各以其汤再调一丸，服至数丸无不奇效。

若产后发狂，月内失治，历久不愈者，服至病愈为度。

附方：兔脑丸前代方

主治横生、逆产。

母丁香一粒　乳香制，一钱　麝一分，共研匀

腊月取兔脑髓一个，和药为丸，如芡实子大，金箔为衣，阴干，温酒送下一丸。

临产琐言凡七条

一曰因时。盛暑则门户不可闭，惟必闭者则闭之，宜大盆贮水以收暑气；盛寒则门户不可开，惟必开者则开之，宜大盆贮火以御寒气。

一曰用人。择谙练老成、性情忠厚者一二人，从容俟候，行要轻缓，语要吉祥，要是我用他，不是他用我，若俗所谓稳婆①者。诈术欺人，不可近也，近之则恐为所误矣。

一曰安眠。眠为养精惜神第一妙法。惟易仰睡，肩背以上稍稍塞起，使腹中宽舒，胎易转动，不惯仰睡者，即随意转侧可也。又或暂时起来，抚人缓行，凭几小立，亦可也。

一曰辨候。早解衣，急坐草，徒受风寒，徒伤气力，误尽大事，莫此为尤。必要痛阵连续，七候皆全，乃可扶坐弩力，迎其机而导之。

一曰饮食。喜饭则饭，喜粥则粥，不可忍饥，亦不可过饱。喜甘肥者，可用鸡汤肉汤之类，吹去浮油，但饮清汁。喜清淡者，或用陈米煎汤频频饮之，可以充饥，亦能壮气。口渴喜茶者，并可用此代茶。若竟日不饮食者，与烦渴多饮者，皆防有病，宜审察之。

一曰备用。片药固易及早购取，丹丸尤宜修制精良，不独保家，兼能济世。

一曰清净。不独一房中断不可多人喧哗，即一室中亦不可无故惊扰，务使心神泰定，自然血气和平，即或险难在前，犹得平安无事也。

初产三法附 针法一

睡法

谨避风寒，时其衣被，高塞枕垫，靠背仰眠，足不宜伸，膝不宜倒，此时备有药物者，可饮生化汤一盏；未备药物者，

---

① 婆：同"婆"。

即饮热童便一杯。但可闭目养神，不可因倦熟睡；但可轻轻唤醒，不可朗朗惊呼。

防昏脱通用法昏脱二证，辨详产后

或用炭，或用称锤，或用白石子，烧红置盆中，以醋浇之，令醋气达产妇鼻中。胎下时便当用之，如此三四日，日三四次。此预防昏脱至简至灵之法也。

救昏脱便捷法

胎下地时，忽然不知人事者，用韭菜根叶一把，切碎，放有嘴壶中，以热醋一大碗灌入。盖紧壶口，以壶嘴向其鼻熏之，此法临盆时便宜安置，备而不用可也。

又法：猝然不语者，用银针刺其鼻上两眉之间，血出则能语矣，速查产后辨证用药。

论产后

胎前凭脉，产后不凭脉，昔者周梦觉言之矣。人或以为矜奇之说，而孰知乃见道之言哉。夫胎前证候虽多，经脉易辨，凭脉则所以治病者无疑矣；产后血气大乱，经脉失常，凭脉则所以治病者反惑矣。儿未下即为胎前，儿甫下即为产后。一凭脉，一不凭脉，一刻千金，固有若斯之重者。不凭脉，则凭病乎？夫产后之病，亦致纷繁，将何所凭乎？曰自有主病在，有主病者即有主方。曷不尚考遗经，而得其所以不凭脉之故乎。经曰：新产及大脱血之后，凡此皆不可泄。知产必脱血，则得主病矣；知泄为不可，则得主方矣。顾产之脱血也，必因多少以为之辨；泄之不可也，尤当推类以尽其余。富哉经言乎！产后之血自有当脱者，儿下，而积月之瘀血亦随之而下，然瘀下而新血亦必交下，新下而瘀血又未必尽下，故必补血之中，略兼行血之品。而血者又藉气以温之者也，寒则冰凝，温则冻解，尤必有以温之，乃可得而行之。如此则新者易生，而瘀者速去矣，此其常焉者也。其有变奈何？一曰血昏，一曰气脱。血昏者，血下太少，气为瘀阻而不通；气脱者，血下太多，气随血去而将绝。斯二者，一则当生新以化瘀，一则当补气以理血。夫谁曰可泄哉？然不独寒凉者为泄，而疏散者亦为泄；不独攻破者为泄，即消降者亦为泄。盖产后之危机，不仅此二证也，泄品之当禁，亦不仅此四端也，而熟此二者，则可以达治病之要矣；远此四者，则可以得用药之权矣。

论产后主方加桂生化汤

生者生新血，化者化瘀血也，当归、川芎生血为君。然瘀血不去，则阴阳不和，经脉不利，故以桃仁、荆芥佐之。桃仁善行血，荆芥善理血也，血喜温，又喜和，故以姜、桂、甘草为之应。姜达上焦，桂入下焦，草缓中焦，故能气行而瘀化，气畅而血生。自出生以至半月，按日服之，自能潜消百病。其有病者，加法得宜，不为俗说所误，频频服之，具有回天之力。惟其切中主病，是以方似平澹，而效实神奇。虽其间偶有变通，要必主胜客，不可客胜主也。

加桂生化汤前代方，本篇加

当归八钱　川芎四钱　桃仁十四粒，去皮　荆芥穗炒至黑透，五钱　干姜炮黑透　甘草各五分　肉桂三分，磨兑

用益母草一两、童便、黄酒各一杯，和水三大碗，煎取二大碗，去渣，煎药，取一大碗，分二次服。

胎与胞衣甫下时，速进一盏，用野参三钱蒸兑。此时血气大伤，真邪俱赴于下，五藏空虚，得此能回元气之品，以滋益

之，新血更易生，瘀血更易去矣。此当先时预备，过此片刻，无当用参之证者，勿误用参，但将主方多服。

辨　证 计二十四条

腹痛

瘀不去而痛者，实也；新不生而痛者，虚也。腹坚者为实，腹软者为虚。按之痛甚者为实，按之痛减者为虚。虚者用主方当归加为一两五钱，实者用主方加延胡索三钱，五灵脂一钱五分，肉桂加为一钱，其痛上连心下者，加生蒲黄三钱。

气脱附 外治法一

下血太多，唇面色白，自觉两眼昏花，中心欲呕，神魂外越，悄恍无主，此欲脱也，其愈易；口张手散，目闭，遗溺，息声凄然，有出无入，此已脱也，其愈难。难者不可弃，易者不可忽也。急以主方加黄芪酒炒一两，野参三钱，煎汤速灌。不能得野参者，倍用黄芪，加米一杯，炒熟，约一日许，连进二三剂，真气已回，去加味，但服主方。

外治法用吴茱萸、破故纸各二两，捣碎，盐水炒热，裹脐下。冷则再炒。

血昏附 外治法一

瘀血不下，唇面色赤，胸满腹胀，两手握拳，牙关紧闭，猝然昏闷，不省人事，此血昏也。用剪刀开口，用鹅毛探喉所以开恶涎，用药如腹痛法。但能灌下，不拘帖数。俟患者神清，进药乃可渐缓。欲得食者与活命丹，即米饭锅焦，研粉用水浓煎。

外治法：用韭菜兜捣融，酒炒，乘热从心下顺按至腹，不可逆推，切忌，切记。

气短及喘

真气不足，发为气短，徐徐然而不能相接者是也；逆气上奔，发为气喘，累累然而不能稍缓者是也。短者为虚，用主方加野参三钱；喘者为实，用主方加苏木三钱。辨证照气脱、血昏法。勿令误。

血崩

血衃音培，凝血也紫黑，瘀积自去，非崩也，但服主方。血崩者鲜血时来，乃气不摄血使然。用主方加白芷一钱炒炭。如兼气短、汗出者，照气短汗出例加。若产后顷刻血崩不止者，与独参汤。若半月以后，犯房血崩，目见鬼神者，与救生汤。

独参汤今方
野参

煎水频服，每用一两。如无，用黄芪二两酒炒，当归一两代之。

救生汤今方
台党参米炒　当归酒洗　白术土炒，各二两　熟地黄一两　山茱萸一钱五分　山药炒　枣仁生研，各五钱　附片制，一钱

水煎服四五剂，各味减半，再服十剂。

寒厥

两足寒甚，自下而上，背恶寒，手亦寒，此气虚也。与主方，肉桂加为一钱五分，黑姜加为一钱。兼气脱者，照气脱例加。寒厥止，但服主方。

热厥

烦躁不安，身体壮热，此血虚也，但服主方必自愈。先未服主方者，约一日许，速进二三剂，血足则热止矣。

寒热往来

时寒时热，或如疟状，气血不和也。与主方加藿香一钱，煨姜三片，肉桂加为一钱五分。寒热止，但服主方。

项背拘急

项背拘急，血气两虚，而微邪犯之也，与主方。加羌活、防风各四分，肉桂加为一钱，甚者加天麻一钱，身体俱痛者并治。拘急解，但服主方。

汗出

汗出者气虚也，急与主方，加麻黄根一钱，麦门冬八分，炒黄，野参三钱。若汗出如珠，不可止者，危候也，急与独参汤。如血崩法。

口渴

面目赤热，烦渴无度，欲饮凉水，血虚也。急以主方加天花粉一钱，当归加为一两五钱。渴止，但服主方。

谵妄

妄言妄见，气血大伤，神失所守也。急用主方加枣仁、茯神各三钱，柏子仁一钱去油。谵妄止，但服主方。

发狂 按：此证或用主方吞济坤丹亦妙

狂言慢骂，甚者狂走，阴血大伤，瘀积未去，兼之虚热上犯也。从权暂用镇心汤一剂，狂既定，服主方，去姜、桂，加牡丹皮去骨一钱五分，蒲黄三钱。其余诸证虽极似火，万不可轻去姜、桂也。

镇心汤今方

当归二两　川芎一两　生地黄酒炒　牡丹皮去骨，各三钱　蒲黄五钱，生用

用干荷叶一片，童便一杯，和水煎服。

大便泄

泄者，气不升也。半月以前无他证者，以主方加茯苓、山药各三钱。若兼气脱、汗出者，各如其法加之。

大便闭

闭者，血不润也。以主方加肉苁蓉一钱，大麻仁二钱。若因便闭，误降伤气，误攻伤脾，反增痞满，瘀未去者，以主方加白术一钱，木香煎水炒，香附五分，肉桂、黑姜各加为一钱五分，半月以后瘀已去者，与香砂六君子汤。

香砂六君子汤今方

台党参　白术各三钱　半夏姜制　茯苓各二钱　香附制　缩砂蜜研泡，各一钱　陈皮　甘草蜜炙，各五分

用煨姜三片，炒米一杯，水煎服。

小便不利

少腹胀满而小便不利者，气寒也。以主方加缩砂蜜、白豆蔻各一钱，肉桂加为一钱五分。少腹不胀而小便不利者，血虚也，以主方频服自愈。

便数遗溺

便数遗溺，气不升也。半月以前，但以主方频服；半月以

后，与加味八珍汤。若先未服主方者，仍先与主方三五帖。

加味八珍汤今方，本篇加

台党参　白术各五钱　黄芪　熟地黄　白芍药　当归各三钱
升麻一钱　川芎　茯苓　甘草炙，各一钱五分

咳嗽

咳而无痰者，用主方加款冬花二钱，桔根一钱；有痰者，加贝母川产，尖者良姜汁炒二钱，杏仁、橘红各五分。

呕逆不食

无故逆心作呕，不欲食者，胃寒也。以主方加煨姜三片，炒米一杯，缩砂蜜三钱，不研同煎，白豆蔻五分，研，泡服。若药伤食伤者，照所伤治。

食伤附　外治法一

膏粱肥腻，固非产后所宜。少少食之或但饮清汁，亦可得颐养之力。若不节慎，则有伤脾绝粒之患。仍以主方随所伤而酌加之。面饭伤者加麦芽、神曲各一钱五分；肉食伤者加山楂炒炭、缩砂蜜各一钱；生冷伤者加煨姜五片，缩砂蜜三钱。若先服主方数帖，瘀积已尽，至半月以后，可用香砂六君子汤随宜加减。方见便闭条下。

外治法：可用神曲四两，炒热运之甚妙。

药伤

药伤者，临产时为药所伤，或产后调理失宜，或为食伤而误用攻伐，反致绝谷者，宜加参活命丹。

加参活命丹今方

野参三钱，入新罐或铜杓，未曾沾药气者，以水二钟煎取一钟，去渣，用米饭锅焦研粉，入二钱，或加煨姜一二片，上火数沸，温服以接胃气，俟能纳谷，乃徐治之。

乳少

乳少者，半月以前但可服主方。或以鸡汤、白面少少与之。半月以后可用生乳饮。

生乳饮今方

黄芪　当归各一两　白芷　通草各五钱

用鸡汤去油，取清汁二碗，煎取一碗。

杂病

半月以前，曾服主方数帖，或自恃强健，不知节慎，及至半月或足月以后诸证杂出，不可指名，与熟料五积散自愈。未服主方者，仍先与主方数帖，乃可服之。若气脱、汗多、便泄者，产后未及半月者，均不得误服。

熟料五积散今方

当归二钱　白芷　肉桂　厚朴　川芎　白芍药　桔根　枳壳　茯苓　陈皮　黑姜　苍术　半夏姜汁炒　甘草蜜炙，各一钱

上除肉桂、白芷在外不炒，余品合为一起，用好醋半杯，水一杯和匀，将药润透，炒至黄色，取起，纸隔摊地上，去火气。入白芷、肉桂，加生姜三片，枣三枚，水二碗煎取一碗，热服禁风。虚弱者，加野参二钱，不拘帖数，以愈为度。

阴户肿胀不收及产时皮破

肿者，日日用艾汤洗。破者，洗后用蚌壳壳小而厚者，去肉

取壳烧灰，杵极碎，频擦久自愈。

上所著方论，与平常治法大半相悬，以产后主病系属气血俱虚，瘀积凝滞。虽有他病，重在治本而轻在治标。阅者不得误执平常治法，以绳此篇；亦不得误执此篇，以为平常准则也。

育类篇补遗

论月经

善言天者，必有验于人；而孰知善言人者，亦必有验于天。言人而人能遁其辞，言天而天不隐其理。女子月事又谓月经。古人固善言天矣，后世不知经为何物，疑其非血，遂以天癸混称。不思天癸者，天一之始，癸水之原，男子二八而天癸至，女子二七而天癸至，《易》曰男女媾①精是也。其或男不必二八女不必二七者，则天机未至，而人欲胜之耳。男子象日，天癸至而阳气日举焉；女子象月，天癸至而阴血月行焉。月盈则亏，血满则泄，行之有常，故曰经。惟是阳常有余，不待天癸至而气始能举；阴常不足，必待天癸至而血始能行，《易》曰其血元黄是也。其有时经而不经者何也？曰既象月矣，则如期而至者固为经，即上下于数日之间，如弦望之不尽如期者，亦仍不失为经。若偶尔愆期，而率尔论治，不问其人病与不病，不察其脉平与不平，其谬亦甚矣。虽然不独无病者，不可妄行调经。即有病者又岂得专意调经，而不求其所以然之故哉。夫经虽为血，而所以病者，不必不在血，亦不必定在血。若专执四物汤以为张本，表里阴阳寒热虚实置焉不顾，虽有幸中者亦寡矣。

---

① 媾：《易屯》释文：媾，一本作冓，或作构。求合曰媾。

论浑浊

《经》曰：水液浑浊，皆属于热。

此证男女皆有。惟女子月事既通，受湿必多于男子，湿郁化热，始见浑浊，不以为意，以男子恒痛，女子恒不痛也。湿愈深，热愈郁，湿热合沓，朝夕浸淫，上侵藏府，何所不至，其色之青黄赤白黑，遂不能同矣，治之奈何？曰虚则补之，实则泄之，以去湿去热者而佐之。不实不虚，则但治湿热足矣。

论白淫

《经》曰：思想无穷，所愿不得，意淫于外，入房太甚，宗筋弛纵，发为筋痿，及为白淫。

此证男子患之者固多，女子患之者亦不少。曰发为筋痿及为白淫，审其文，则两言之中而有三意存焉：有专为筋痿者；有专为白淫者；有筋痿、白淫并发者。此当以戒思寡欲为先，以益精养阴为后，不得以湿热例论矣。

论癃溺血

《经》曰：胞移热于膀胱，则癃溺血。

胞者，妇人之子门，奇恒府也。膀胱当其前，胞而移热于膀胱，则热不在胞而尽在膀胱矣。膀胱之气为热所扰，而不能下降则为癃；膀胱之血为热所遏，而不能上行则溺血。上与下两失其机，其患亦大矣。治是者在能去热，而又在能行血。热清则气必自行，而血之为热所遏者，恐瘀而不能自化也，但知治热，非治之善者也。

论㿉疝

《经》曰：丈夫㿉疝，妇人少腹肿。

《内经》中男女相比而言者，往往名异而实同，互文以见义。癩疝者，浑浊下溃而气痛也。男子而癩疝者，恒少腹肿；女子而少腹肿者，亦恒癩疝。所以《脉解》篇合而论之，曰阳中之阴，邪在中故也，夫邪本于阴，则其气必郁，阴入于阳则其气必热，郁者散之，热者寒之，则病斯已矣。

论胞痹

《经》曰：胞痹者，少腹膀胱按之内痛。若沃以汤，涩于小便。

按：痹者风寒湿三气杂至，而此条见证，则三气者化为一气，一气者何？热是也。若因其涩而利之，是反伤其阴而愈助其热矣。甘寒以滑之，苦寒以攻之，有不立愈者乎。

论疝瘕

《经》曰：脾传之肾，病名疝瘕。少腹冤热而痛，出白，一名曰蛊。

《内经》之例，男子曰疝，女子曰瘕，而疝瘕又属通称。如此条所言，亦男女皆有之病也。由风气传藏，自脾传肾，以有此病。然其见证，亦无复所谓风矣，治法与胞痹略同。

论带下瘕聚

《经》曰：带下瘕聚。

其详见经络篇。瘕聚者亦疝瘕、胞痹之类。初发时或痛，或不痛，或热，或不热，清水自出，腥臭渐甚，仍复时作时止，还重还轻，久之则且热且痛矣。又久之则或出白，或又溺血，与胞移热证相同，而疼痛且难忍矣。口渴便闭，百苦不堪，究所由来，一归于热。但胞移热者，去热行血，不可偏重，此则重在攻热，而并宜破血。惟是热甚者气亦甚，而破气亦不可缓焉。攻热为君，破血破气为佐，若久虚者，更加反佐以佐之，亦庶有瘳乎。

论肠瘅石瘕

《经》曰：**肠瘅**诸本作"覃"，无义可求，《经》中有脾瘅、胆瘅等称，皆热病也。此病寒久化热，宜改为瘅**何如？**

岐伯曰：**寒气客于肠外，与卫气相搏，气不得营，因有所系，癖而内著，恶气乃起，瘜肉**《说文》谓寄肉**乃生，其始生也。大如鸡卵，稍以益大，至其成如怀子之状，久者离岁，按之则坚，推之则移，月事以时下，此其候也。石瘕何如？**岐伯**曰：石瘕生于胞中，寒气客于子门，子门闭塞，气不得通，恶血当不得泻，衃以留止，日以益大，状如怀子，月事不以时下，皆生于女子，可导而下。**

按：此两证，一在肠外，一在子门，一为瘜肉，一为衃血，虽所居之地不同，所结之物不同，月事之以时、不以时不同，而导而下之则无不同。寒甚则生热，而攻里不远寒。苦寒为君，咸寒为佐，破气破血为应。若弱者则更反佐之而酌其通可也。

附　**怪胎、鬼胎断**又附　辨一条

肠瘅石瘕，具有明文，傅青主不读遗经，谬创妖怪鬼胎名目，庸耳俗目。从而信之，岂知元鸟以示嘉祥，类判人禽，吞卵由于附会，帝敏即谓帝喾①，势殊霄壤，巨迹亦属传疑。自鬼怪之说行，而人之多言者，又将不曰鬼怪，而曰托言鬼怪也。浮词多变，实为名节之污；疑窦一开，足肇闺门之祸。不思坤道承天，阳生而后阴长，故男子肾虚精竭者，且不能有子。即有厉鬼，终属阴邪，已堕幽潜，断无天癸，妖怪为祟，事或有

---

① 喾（kù库）：帝喾，传说中的古代五帝之一。

之。然妖怪者，不恃形而恃气者也，恃形则形限于生成，恃气则气善于变幻。形与气合，则气能摄精；气与形离，则精不能附气。此所以能为病而不能为胎也。乃敢索隐行怪，惑世诬民，流为志异之书，不顾人伦之失，言伪而变，不已妄哉？

或曰产奇形生异物，尝见之矣。理所无者，事或有之。日月令成于吕氏，而固不少精义，盖本之古人也。如生子不备云云。有非圣人不能言是理者，风雨交作之会，阴阳鼓荡之余，激怒相攻，晦昧沉浊，圣人变焉。而狂夫亵之，乖气致异，而何疑于形体之不类哉。是故备者百顺之名，反顺为逆，不特五官百骸之或不能全也。圣人制礼，其范人情而弭患气者微矣。

论血崩

《经》曰：阴虚阳搏，谓之崩。

按：阴虚，尺虚也；阳搏，寸脉搏手也。阴虚为血分不足之候，何以反见血崩？不知血足则阴气凝静，足以养阳，而阳气亦凝静矣。阴阳和平，自无崩决之患。其崩者，正由血虚而不能养阳，故浮游于上而有搏击之象耳。初崩者或血虽稍多，而气犹未困，则滋阴为重，益气从轻。若崩至数日，或血至数斗，气息几希，脉亦散绝，又宜急护其气，气生则自能摄血也。气平脉复，乃得以滋阴继之。或有月事久闭，瘀积忽行，类似血崩而非血崩者，勿遽以崩论。此无他以紫黑成块者多是也。又或跌仆所伤，其血大来，似宜专止其血，然必于升补之中，略兼疏泄之法，乃为胜算。否则已伤之血，无自化之理，恐瘀痛凝积，反无已时也。若崩者素多郁怒，无故血崩，亦宜平其气、行其滞，不可不用升补，不可专事升补，酌其通以治之斯可矣。昧此数端，不将类防川之必溃哉。

论种子

子可种乎？抑何视人之贱若此耶。乾道成男，坤道成女，阴阳自然之应。人所以配天地而为三才也。制方种子，中于俗子之妄谈，流为市肆之贪诈，尝有以此而获奇祸者，非徒无益而已也。夫血气和平，乃为生生之道，在人为血气，在天为阴阳，天之生物，不闻有灵药，人之生人，安得有奇方。燮理阴阳，调和血气，道在是已，尽其道人事也。至其生也，莫之为而为者也。抑尝考之经曰，地有不生草，人有无子，是造化者且不能强矣，而况于人乎？然则明智者亦调和血气，尽乎人事之当然，以顺乎自然之天斯已矣，必不矜奇立异，而违天获咎也。

论子悬子肿子咳子淋

两胁之下，郁气作痛，惟气不舒，而胎亦不能安焉。病不在胎，而在气。胎在胞中，何能上走，则称子悬者谬。发肿发咳，其因不一，肿者自肿，咳者自咳，非胎能使之肿、能令之咳也。治肿治咳乎，抑治其子，则肿者以消、咳者以止乎？则称子肿子咳者谬。世所谓淋者，即经所谓浑浊、癃闭等证耳。淋为精溢，岂可混称，即以淋言淋。其因亦至不一，而要非胎为之也，则称子淋者谬。盖此数病皆足以伤胎，而胎不能为此数病。若专在安胎而忽在治病，左顾右盼，反以害之。其何当于“有故无殒”之旨哉，俗说不可枚举，以此类推可矣。

论子鸣

子在胞中，至七八月之久，忽然而啼。或以为胎热，或以为气虚，固皆一偏之见矣。或又以为胎之长大，有管在口，吮血充饥，因母伸腰举手，血管失出，故呱呱之声作焉。散钱于地，令母曲身拾之，遂默然而息。言之者无异辞，试之者有奇效，将毋吮血之说信然与，而不知其法可用，而其理仍不然也。夫胎之在胞，犹雏之在卵，乃血气之包涵盖覆，而变化神奇，何有于吮血哉，如曰必吮血而始生长也，试思四五月之交，伾然大块，何由而吮血也？又何由以生长也？盖居乎胞中为先天，受阴阳无形之化；出乎胞中为后天，受阴阳有形之化。此理之彰彰者。或曰子方下地，口中或有凝血何也？曰此转身时，胞浆瘀血泆入耳，曲身拾钱，而啼遂止者又何也？曰因母之伸举失常，而胎受逼于腹中耳，曲身良久，腹中乃舒，重阔甚宽，有不依然泰定者哉。

论重身积聚

《经》曰：妇人重身，毒之何如？岐伯曰：有故无殒，亦无殒也。帝曰：愿闻其故何谓也？岐伯曰：大积大聚其可犯也，衰其大半而止，过者死。

按：毒，谓以毒药攻邪疾也。凡用毒药者，皆以有疾之故而不能伤人。今虽有妊，而亦病受其毒，无所殒伤也。然重身之妇，而可行攻伐者，惟大积与大聚也。其发有常处，其痛不离其部者，曰积；其发无根本，其痛无常处者，曰聚。此则可以犯之，而亦不可过也，衰其大半，斯可已矣。由此观之，可犯而不知犯者，以积聚杀之也，可止而不知止者，以毒药杀之也。知犯知止，庶几其动于九天之上，避于九地之下者乎，其神矣乎。

论重身奇病

《经》曰：人有重身，九月而喑，此为何也？岐伯对曰：胞之络脉绝也。帝曰：何以言之？岐伯曰：胞络者系于肾，少阴之脉贯肾，系舌本，故不能言。帝曰：治之奈何？岐伯曰：无治也，当十月复。

胞谓子门，其脉系于肾。绝，谓阻绝。受妊之后，此胞之上，即生一衣以裹之，故裹儿之衣，亦称胞衣。妊至九月，其胞衣盛大者，则子门之脉为所阻绝也。少阴，足少阴肾脉也。不能言者，肾脉因胞脉之阻绝，牵制舌本而不能言也。当十月复者，大略之辞。故不曰十月复，而曰当十月复也。子生胞降，则胞脉纤而肾脉亦纤矣。

论胞坠

傅青主谓：妇人产后阴中垂下一物，其形如帕，或有角，或二歧，或粘席干落，大如手掌，以为肝之痿也，而岂知肝固无痿之理哉。细考经文，肝气绝者死，用针误中于肝者亦死。痿之与气绝与误针也，轻重何可以倍蓰①计，其无生必久矣。且即以痿论，胆系于肝，肝痿则胆亦痿，何为不见胆乎？乃系于肾之胞坠下也，至若粘席干落者，虾血也。胞之坠下，宜急以升补之，虾之干落，宜详以审察之。虾已尽则但宜生血，虾未尽则犹当化瘀也。何傅氏乃不知辨哉？

论少妇脉数

少年妇人自十五至二十时，尝有肤格充盈，饮食健进，起居自若，月事以时，而脉尝五六至者，此阳有余而阴不足之渐也。虽不遽病，及其久也，亦必有阴虚阳亢之患焉。防于未然，宜尝服以生血养阴之品。阴不见不足，阳自不见有余。若间有浮游之火，飞越于上者，则更当清凉以佐之。若执"室女脉数

---

① 倍蓰（xǐ 喜）：言倍数之多。蓰，五倍。

反吉"之论，则未能见几于早，必不免失策于终矣。其阳既亢，其病已作者奈何？曰：折之以苦寒，急则治标，所谓不得已而用之者也。前法遂不可复用乎？曰：寇已至，而犹谈礼乐者失之愚；寇已去，而仍语兵刑者失之暴。当此之时，所以生之养之者，倍而用之，犹惧不足也。若少年男子而脉尝五六至者，乃纯阳用事之际，则生养之道，视女子为尤重焉。而人不谓其脉数为吉者，以其亢之速也，然而知治者亦鲜矣。女子失治，则有世俗之所谓干经劳；男子失治，则有世俗之所谓童子劳；合而称之则曰百日劳。犹且诩诩然执逍遥散、归脾汤，日日进之，以为不死之药也，而孰知入于屠伯之手乎。屠伯善杀人之生，而尤善加人之罪，其罪维何，三劳之名是也！而人且无不帖然服也，奇哉。不察其实，徒多其名，天下之患久矣，庶几探原之治乎。

卷八　遏移全篇

论络脉

《经》曰：手太阴肺之脉，其支者，从腕后直出次指内廉，出其端。又曰支而横者为络。又曰脉之见者，皆络脉也。则络脉之称，固有定论，安得以指纹、经纹任意名之哉。小儿自初生至二三岁时，血气未足，脉息难凭，故取太阴之络而观其浮沉，即五色之分而辨其深浅，以处百病而决死生。固与太渊诊法相需为用者也。且络脉之见者，皆可诊视。而独取此络者，盖脉会太渊，此络去寸口最近，精气之所分，而非他络之可比焉。是故气之聚于寸口者，可以指测；气之见于次指者，可以目察。彼以神应，此以色章①。法虽不同，而理固无异矣。或谓其法，起自宋人钱仲阳，以吾考之，殆不其然。《内经·经络论》篇仅存残书一百三十四字，其间论寒论热，明言病情，而反云无病，恐非有脱简，即当如《痈疽》等篇，为居奇者窃去大半，以为秘本耳。今仲阳所传者，其考自残经而识其微乎；抑得自秘传而公诸世乎，是未可知。观其分次指三节为三关，曰寅卯辰，曰风气命，内弯外弯，水形入掌，两足四足，人惊畜惊，义无所取，则得自秘传者为的焉。而诊络之法得以不没者，要将终赖之也。今据残经推阐精微，发为条辨，而一切荒诞之说无所复存，庶几后世妄谈惊风，变本加厉而以为祖述仲阳者，亦可以少息矣。

---

① 章：彰明，显明。

辨络脉 凡五条

不浮不沉，居皮肉之间；不浅不深，得黄赤之正。视之有活泼之机，推之见往来之趣。

浅深何也？心主血脉，其色为赤；土王四时，其色为黄。赤色外发，而黄色内含，胃气冲和，是为无病。赤太浅则为白俗说称白为淡，不知五色皆有浓淡，岂可妄为改易也，白者正气虚也；赤太深则似紫紫，帛染间色也，从丝，柴省声，火气遏抑，烟煤上浮，故有赤黑之象，许慎谓青赤，非也，紫者邪气实也；青则风气至矣；黑则寒气郁矣。所谓郁者，寒郁化热也青黑两色，今人往往混称。辨之之法，一为蓝，一为墨，当详审之。

其有变奈何？曰：紫者热也，紫而微青，伤食之常候，勿遽以为热脾胃为饮食所伤，中焦壅遏，营气不能宣布，亦见为紫色。脾胃土也，木胜土，故又兼青。有热无热，当以见证参酌之；青者风也，青而深黑，郁遏之明征，勿遽以为风热郁于内，则木气不能畅达，故黑色见焉。邪乘于虚者，紫则浅紫，青则浅青，推之则轻滑欲流也；邪乘于实者，紫则深紫，青则深青，推之则暗滞而涩也实有表里之分，浮涩表实，风寒外邪；沉涩里实，积滞内热。

浮沉何也？曰：三阳病者，支络以浮。而若达于皮上，三阳多宜汗，而有正证、兼证之不同。正证表寒宜汗色仍赤，兼证府热宜泄色必紫。各以见证分别太阳、阳明、少阳也。三阴病者，支络以沉，而若隐于肉中，三阴多宜下，而亦有正证、兼证之不同。正证藏热宜泄色必深，兼证藏寒宜温色必浅，亦各以见证分别太阴、少阴、厥阴也。

浮沉与时应乎？曰：春夏微浮，秋冬微沉。其有病者，则证与色必相参也。

诊式

凡察五色，先静其神。神者，明之本也。神注于目，而后明通于心。必安其内，勿扰于外。目光既定，坐之天光朗映之下，以一手握次指，以一手大指，从次指端，推至手掌内侧，浮者轻推，沉者重推，或点口津少许，以滑则易推，而色亦易见也。或推三五次，或推十数次，要以精详为贵，不以卤莽见长，左右同法。次察色之夭不夭，神之清不清，气之浊不浊；次察舌胎黄白，腹中坚软；次问大小通闭，吮乳多少，痰气喘咳，呕吐烦燥，好怒好哭，多起多眠，喜热喜寒，有涕无涕，有汗无汗。腹痛者猝然而啼，忽然而止。如食痛、气痛，则腹皆满大；虫痛、积痛，则腹有坚块也。身痛者拂之则啼，顺之则止。如项背强痛，则不可俯仰；手足强痛，则不可屈伸也。望闻问切，四字不可或废。姑举其略，以为临证者启其绪焉。

附　脉法

小儿二三岁时，脉来以六至为平，五至为迟，七至为数。以呼吸之道，较之成人过短也，其他脉象，则亦与成人无异焉。以一指定其尺寸之大略可矣。

论惊风

后世祸小儿者，莫甚于惊风三十四证上马惊、下马惊、马蹄惊、蛇丝惊、潮热惊、乌沙惊、乌鸦惊、鲫鱼惊、膨胀惊、夜啼惊、宿沙惊、急惊、慢惊、弯弓惊、脐风惊、胎惊、天吊惊、内吊惊、月家惊、盘肠惊、锁心惊、鹰爪惊、肚痛惊、坐地惊、软脚惊、送魂惊、丫凳惊、呕逆惊、直手惊、撒手惊、担手惊、迷魂惊、水泻惊、看地惊。按此等名目，所以欺妇人、女子者，犹江湖语中关煞也，怪异甚多，姑摘其尤著者于此。称名甚妖，而治法甚诞。时流恶习，但见手足振掉，耳目瞤动，口鼻缓纵，项背拘急，不问是表是里，是寒是热，是虚是实，即于三十四证中举一相似者以名之。治之之法，非镇坠则香窜；非劫夺则苦寒。驱之危亡而幸得生全者，特万千中之十一耳。论者历诋其非，诚为快事，惟是矫枉过正，但知立法立名之荒谬，而不求惊证、风证之本原，反使惑于妖诞之说者，因其偶获之功，忘其屡败之咎，且相持而未有定论，不亦惜哉！岂知惊证、风证，固所本有，第非流辈中妖异之名所能称、荒诞之法所能治也？约举经文而申论治法，妖书诞说行且不待辟而自废矣。

辨证

惊者偶动而即止，风者屡动而不休。门径迥殊，苟非分别明净，不足言治病之道矣。病有由于惊而惊者，有不由于惊而亦惊者。其由于惊而惊者，《经》曰"有所惊恐"。喘出于肺，又曰"惊而夺精，汗出于心"之类是也。若有病气乘之，喘必旋作，汗必旋出，而时或惕然以惊焉。其不由于惊而亦惊者，《经》曰"起居如惊，神气乃浮"，又曰"传为善畏，及为惊骇"之类是也，皆由病气为之。乱于营卫，扰其神明，亦时或惕然以惊焉。一则先惊而后病，一则因病而自惊，治病则惊自安，非治惊而病可得愈也。病有本属于风者，有近似于风而非风者。其本属于风者，如经所云"诸风掉眩，诸暴强直"是也；其近似于风而非风者，如《经》所云"诸寒收引"之属肾，"诸痉项强"之属湿，"诸转反戾"之属热，"诸热瞀瘛""诸禁鼓栗""诸躁狂越"之属火是也。况乎小儿气体娇脆，血脉未充，外感内伤，偶焉侵入，则营卫阻滞，牵引无端，神志迷离，振摇偶作，尤不得以"惊"字、"风"字率意指名，务在察支络之浮沉，辨五色之深浅，不以其惊而治之，亦不专以其风而治之。不以其惊而治之者，病不在惊也；不专以其风而治之者，病不仅风也。得其病之所在，各因其宜，散之、收之、发之、攻之、补之、泻之、寒之、热之，而何惊者之不自定，何本属风者之不自除，何近似风者之不自息也哉。

风气论

风气之变，大则害性情，而小则害气质。古昔圣王所以慎郊圻而固封守者，盖深有惧焉，而非狭天下以九州也，亦非苟且为治而不欲远图也。为其道之所以正性情而养气质者，惟此人伦君子之国耳。仰观于天，则北辰居其正斗柄建岁，惟中国为然，故孔子以譬君德；俯察于地，则五谷遂其生。煌煌乎上可以正君德，亦优优乎下可以治民心。其他限于一偏者，固宜其性情异，而气质亦不能强同矣。且外方之人与物，不必悉陋于华也，而嗅之恒怪恶而不可近，亦其章章者矣。孟子言性善，有歧其说者，莫不力争，而于貉则举中国以异之，有以哉，周之王也。其主好大喜功，遂来西旅之贡，召公独深忧之而用训焉。盖以道路既通，则风气必且相感。曰玩人丧德，玩物丧志，是谓害性情则纲常伦纪乖也。曰所宝惟贤，则迩人安，是谓害气质则札瘥夭昏作也，曰允迪兹，生民保厥居，惟乃世王，是又举宋金以来割地求和之局，而尽责之武王矣。今夫风之行也速，而气之入也微，苟毒之生，沦于骨髓，言其言，行其行，食其食，衣其衣，则亦病其病。痘，古昔华夏之所无也，而后世始有之；痳①，亦古昔华夏之所无也，而后世始有之。至于痧，

---

① 痳（má 麻）：《正字通》"痳，痳风，热病。本作麻"。结合临床症状及本卷后叙"痳"证，此当是急性发疹性传染病麻疹的简称。

则明季所始有，而其害抑尤甚焉，其发也辄无时，其死也若无疾。伊谁为之，而令至于此哉？然而此三者之患，其后先虽不同，而亦卒有能治之者，则以流传既久，而成效可师耳。倘亦苍苍者好生之心，有以开其智能而苏其疾苦乎，虽然，害气质其小焉者也。

痘

邪气自皮毛而入者，必借正气鼓荡于中，蒸蒸发热，仍自皮毛而出，百病皆然。俗乃以痘、痳两证为胎毒，亦何误之甚哉。细审痘邪，由外而入，伏于三焦空阔之处。故初起发热之时，其人中指寒而不热，俗但知以此辨为痘证，而不知中指为心主之脉，与三焦相表里，故一经发热，相火运行于外，中指所以寒也。有自发者；有以痘痂吹纳鼻中，或微刺三焦经穴，点以痘痂、痘浆而发者；有未受邪气而终身不发者；有累受邪气而一生数发者。其间发热日数，原难拘执，然必发热一度，邪乃追出一番，大率发热二三日，红点乃见，渐成颗粒，次第出齐，俗谓之出见，以稀疏红活、磊落分明为贵者也，于是而热少退矣。邪尽达于外乎？而未也，未几又发热二三日，浆满如珠，色润带赤，俗谓之起胀，以顶尖皮厚，身壮脚红为贵者也，而热又少退矣。邪尽归于浆乎？而未也，未几又发热二三日，浆化为脓，色黄似蜡，俗谓之成实，以根脚仍红，气色苍老为贵者也，而热又少退矣。邪尽化于脓乎？而犹未也；未几又发热二三日，脓熟自干，痂老自落，俗谓之收靥，以微热依稀，斑痕平复为贵者也。盖痘必发热，热宜和平适中，热必有汗，汗宜轻微润泽，时热时退，旋汗旋收，饮食知味而不改其常，眠起相安而初无所苦，自始至终而皆能如是者，每逢发热之时，与加减葛根汤少许，可以无虞矣。若热太过则为邪气实，热不及则为正气虚，又或虚阳外浮而反热，实邪内遏而反寒，又或外感风寒，内伤饮食，诸病杂出，迥异平人，则在辨证详明，持脉精审，不可误执俗说，以为某药忌、某药宜，失防微杜渐之策于先，忘因证施治之法于后也。

加减葛根汤古方，原方有姜枣，无升麻，后世以治痘、瘢，加减用之如下

　　葛根三钱　　升麻一钱五分　　赤芍药二钱，酒炒　　甘草一钱

论用药

邪之传化，五藏六府无所不至。故其出见，亦不拘于何经，而总之达于皮毛则一也。在六府者，不必轻，在五藏者，不必重，但视脉象何如耳。俗所谓变证者，不可拘其方，以变证同而所以至于变者每相反也，不知脉故也；俗所称死证者，尤不可信其说，以死证见而所以救其死者，鲜能用也，亦不知脉故也。表实而不敢发，里实而不敢攻，阳虚而不敢补气，阴虚而不敢补血，即知之矣。一用而不敢复进，轻用而不敢重投，亦知犹不知耳。虽然知之，岂易言哉。即如世俗所用加减葛根汤，亦罕明其所以用之之故。知其故者，可以驱敌出境而制之不敢复犯矣，必也先清其本源，次去其邪僻，纲明纪立，而后乃可与有为。相火为主帅，肌肉为偏裨，皮毛为门户，气为精悍，血为辎重。葛根以达肌肉，升麻以达皮毛，芍主收敛，使血气不能泛驰，草主调和，使血气无所阻滞。所谓坚甲利兵，而制梃可挞者也，天下事可与立者乃可与权，操纵之以为治，鼓舞之以尽神。或为表实，或为里实，或为阳虚，或为阴虚，各随见证以酌应加之药，各因脉象以定轻重之宜。断未有听命于客邪，而不能自振者也。惟审势而不疑其破格，故转败而亦可以

为功，虽然知之，岂易言哉。

痲与痘证异而治同。其同也，有所以同之者，在乎热之和平适中，汗之轻微润泽，而使邪气自达于外也。细考痲邪，亦自皮毛而入舍于内，及其将发，各随其所舍而证见焉。上舍于肺，故咽喉痛而咳嗽发；中舍于胃，故目裹肿而泣涕生；下舍于大肠，故魄门启而泻泄作。俗以为胎毒者，非也。近者发热二三日，远者发热四五日，肺胃大肠之见证止。邪乃透露于皮肤之上，其色赤，其顶尖，其形小，或疏朗而轻，或繁密而重。而又以三日为率焉，微热微汗，时作时休。方其热时，热盛而赤色亦盛；方其热退，热微而赤色亦微。俗以为乍隐乍见者，亦非也。三日之中，稍稍起胀；三日之后，渐渐自消。邪气外亡，正气内敛，而热遂不复发矣。自始至终，皆可用前加减葛根汤，无论何等变证，亦审明脉象，照前痘证酌加可也。

附　止喘法

痲有热极而喘者，用铜锣一面，以麻油一杯涂上，令患者裸而坐之。如遇天寒，外覆以被，少顷喘即自止。此特效救急片时，速当审脉用药也。

附　止呕法

患痲者有无故呕吐大作，饮食药饵诸不能纳，用铁器入火中烧，令通红，置盐数钱于中，上又用铁器盖压，再以火烧，令焦枯，取盐一钱入碗中，加姜汁三匙，冲百沸汤约一小杯，作二三次从容咽下，待半日许，呕吐自止。

上所论，但言脉法而不言支络，以两法本自相通。如在三岁以前，则以支络为主；在三岁以后，则以寸口为主。下论痧证亦同。

又按：耳后手少阳三焦经脉所过之处，如遇痘证，亦可察色浅深，以辨虚实，此则成人小儿所同也。

痧

风气相移，若驰若骤，愚者蔽于耳目，智者怵于见闻，藩篱一撤，门户皆通，始于闽广，达于江淮，而盈于天下。其害小者，中于身而知痛；其害大者，迷于心而不知痛。本实先拨，他何论焉，而犹必治之者，以害有大小而治无大小也。尝更取小者而递校之。痘邪中于身者一，三焦是也；瘢邪中于身者三，肺胃大肠是也。痧邪中于身者，则随触而随中，随中而随发。远者一岁而数发，近者一月而数发，存亡定于俄顷，证候不可举名。盖华夏人士，气禀中和，而异域殊方刚猛恶烈之气，非所能堪也，其丑类日相凌，其风气日相逼，势固有必然者矣。故此证成人患者固多，小儿患者亦众。或沉沉郁郁，所苦不能自明；或怪怪奇奇，其病从来未有；或痧证而类似他病；或他病而兼有痧证；或误治而迟延不愈；或久病而反复无常；或轻者闷瞀而不安；或重者眩仆而几绝，亦何惝恍迷离，而诡谲若是哉。然而邪僻之乘，纷而愈幻；而察机之法，静而愈明。无论所见何证，其脉象或沉细，或短涩，或悬绝见卷三肠澼脉法，又或近似和平，大都与证不合。即以拔法，拔其左右肩井两穴。有紫黑泡者，痧也；无紫黑泡者，非也。是非明，而安内攘外之道出矣。外治者有四：曰拔，曰刮，曰刺，曰嚏，内治者亦有四：曰除风，曰追毒，曰散气，曰理血。分之则各得其宜，合之则相需为用。倘犹是四为正而四为奇者乎，然则大小一也，亦特患不能反求其本而思去其疾耳。

拔法

拔亦刺法之变，所以拔取邪气，自皮毛而出也。择人身关节要害之处，如前之结喉，及结喉两旁，后之大椎，及背脊两旁，他如两肩上，两季胁，两乳下，手则尺泽，足则委中，拳屈次指中指，点温水少许，夹其皮肤，用力拔起，频点频拔，紫黑泡见，病即立差。或用银针将泡稍稍刺破，泻去恶血尤妙。

辨痧法：取足少阳肩井穴，在肩颈交界之处。

按：此穴当手足少阳、足阳明之会，连入五藏，故一经揭拔，真伪最易分明，大率少则三五拔，多至七拔，紫黑泡见，乃是痧证。便宜尽力多拔，上下可长之二三寸，若但得红色，不可误以为痧也。

刮法

刮亦刺法之变也。前所列关节要害之处，可拔者亦即可刮。若头痛、头闷甚者，并宜刮头两侧左右锐发之间。此处皮肤浅薄，且能刮而不能拔也。其法或用钱，或用线，或用麻纽作小攟①，点麻油少许，频点频刮，若痧邪极重，择取碗口光滑者，或用温水，或用麻油，满背遍刮，自上而下，不可逆刮，均以紫黑泡起为止也。

刺法

刺所以去恶血也。关节要害，每难妄刺，惟后之大椎及两侧锐发下、手足十指端，可用银针稍稍挑破皮肤，扐②去恶血，或用磁锋亦可，总以见血为止，断不宜深也。若刺破而血不至

---

① 攟（jùn 郡）：古同"捃"。取。

② 扐（lè 乐）：古占卜者将蓍草茎夹在手指中间为"扐"。

者，可令人含水少许以吮之，无血者不治。

嚏法

嚏所以通阳气也。阴邪乘阳，夺权僭位，上下阻绝，变证滋丰，病无定形，发亦无定候。故嚏之一法，在痧证乃辟邪辅正、出奇制胜之首推。内通藏府，外达皮毛，往往起死于须臾，持危于将发。无论何药，但在能入鼻得嚏，即有殊勋。若加味通关散尤妙，牙皂角二两，细辛、藜芦、半夏各三钱五分，朱砂、雄黄各二钱五分，桔根、防风、枯矾、白芷各二钱，麝少许，十味先分捣，后合杵，次入麝和匀，方简而廉，制亦奇而法焉。

内服药方

荡寇汤 自制

主治一切痧证。除风、追毒、散气、理血四法皆备。

清风藤俗名寻骨风，三钱　荆芥　防风各二钱　皂角刺切片，一钱五分　穿山甲炮，一枚　厚朴　青皮各一钱　延胡索一钱五分　桔根二钱　枳壳一钱五分

常见诸证加法

前额痛加葛根。

头侧痛加柴胡，胁下痛同。

脑后痛加独活，脊背寒痛同。

头顶痛加藁本。

昏眩不省加细辛。

两手痛加片姜黄。

两足痛加秦艽、威灵仙。

胸痛加郁金、蒲黄、五灵脂之类。

胸胁并痛加柴胡、前胡、红花、桃仁、苏木之类。

痛久不愈加荆三棱、蓬莪术少许。

腹痛因气，加槟榔、乌药、青皮，因食加麦芽、神曲，因油腻加山楂炭。

腹胀加莱菔子、大腹皮。

气喘加苏子、杏仁。

痰多加贝母、栝蒌实。

咳嗽加桑白皮、杏仁、款冬花。

口渴加栝蒌根。

有火加连翘、牛蒡子，甚者加黄连、黄芩少许。

有寒加干姜少许。

寒热夹杂，干姜、黄连并加少许。

呕吐加缩砂蜜，呕而有火加灶心土，烧红淬水煎药，或作茶饮。

小便不利加车前子、木通。

大便不通加大俗作火麻仁、桃仁、苏子，闭甚者加大黄少许。

大便泄加茯苓、泽泻，有热而暴泻者，加大黄、芒硝少许。

壮热不退加地骨皮。

气实加牵牛。

若遇无名怪证，不妨临证加减。惟大热大寒，以及过于辛烈，过于凝滞，过于酸涩，过于甘温者，均不可多用。服药之后，痧邪已尽，真有他证者，则随证用药，不必拘拘宜忌也。

附　小儿风寒救急焠法一名灯火，以灯草点麻油，燃火用

小儿外因风寒，阻滞经络，内因痰气，凝结胸喉，或则身

体驰张，或则气息闭绝，救急之法，亦可择关节要害之处，用火焠之，令其啼哭大作。因而气血流通，火气虽微，内攻有力，轻者且可不药而愈也。俗传经穴图说，或云暗合八卦，或云隐符周天，虚诞张皇，何关实用。惟是大实大虚，两证不可误焠。大实者，身热，汗出，面赤，口渴，大小闭塞之类是也；大虚者，身体怯弱，皮毛焦枯，吐泻困惫之类是也。误焠之则实者愈实，虚者益虚矣。

附　风毒俗称脐风

脐风之名，亦古所未闻者，近今始有之。防之不早，动辄伤人。倘亦世变无常，而恶风异气之相移者与。方书谓乳中忽生小核，即脐风之候。其法轻轻勒之，有汁流出，核乃自消，此盖风毒之轻者也。又谓小儿不时自啼，不时作嚏，吮乳口松，亦脐风之候，此盖风毒之重者也。治法甚繁，惟焠法稍验。近见蛋清揉擦法。儿生半日许，或一日许，取鸡蛋清涂掌上，揉擦肩背腰股并四肢外侧，每处揉擦数十次，有小黑毛自皮中出，大者如发，逐处拨净，且揉且拨，拨之不出者，夹而去之。一月内外，宜按日如法治之。未病者可预防，已病者可自愈，则较焠法为尤妙矣。尝因其治验，溯其病源，乳中有核者，阳明之脉，下乳夹脐，差可为之脐风。皮中有毛者，三阳之分为多，三阴之分为少，不得谓之脐风，而总之风也，则皆名风毒可矣。然或且有他病相乘而起者，是又在乎审证详明，不可执方书混称杂引之说，因此而忽彼也。

附　风毒白毛证俗称羊毛疔

恶风异气之相移，不独为害于小儿也，江湖间多受风毒发为白毛证者，上为喘呕，下为泄泻，甚者两目直视，发热，恶寒，与生芋食之不麻，是其候也。或云羊毛挣，或云寒毛疔，率意名之久矣。

其治法：胸背两处，必有红疹，以针倒按，杳而不起，下有白毛，短者数分，长者及寸，用针挑取，毛根不出者以线缚之，病愈自断。或用灰面八两，阴阳水和匀，燥湿得宜，揉熨胸背，毛即粘于面中。

又法：迟延日久，毛即深入，谛视红疹，以火焠之，内服柴胡、茯苓、半夏、黄花地丁、败芦席、羚羊角等药，皆能取效。此病山居之民，患者差少，舟人渔子，海客波臣，恒多得之，则亦风毒之明征矣。尝见有各执秘本，此曰羊，彼曰寒，此曰挣，彼曰疔，相争以是非者，何所见之浅也。

卷九 砭惑上篇

砭惑论

邪说伪书之惑人，甚矣哉！始以温厉为疫，继以肠澼为疫，继又以喉痹为疫，终且以痎疟为疫。习俗移人，贤者不免，至有父病而子去、夫病而妻逃者，兄弟朋友，可无论焉。大都以为有鬼行疫，病未至而先夺之魄耳。夫无行疫之鬼则已，使果而行疫也，则我能往，寇亦能往，将安去，将安逃耶？亦邪说伪书之汩①其天性，而无由作其正气也久矣。夫伪书之害，由于不识字义；邪说之害，由于不识病情。伪书倡于先，邪说作于后。邪说兴而伪书之祸始烈焉。当其冒古人以自传，未尝不阴②感始皇而窃笑后世。尊我以圣，奉我以经，孰谓其害之至于此哉。天下之言疫者，懵然恃邪说以自卫，及其病作，名曰翻坛练符诵咒，祭迎邪物为坛，奉之谓能祈福免疫，故自病为翻坛。讳莫如深，死而不悟。其治人也，方药混投，每见一病，蹙额而叹曰：危哉难哉！幸而偶中，贪天以为功，不幸而不中，谢人以无过，诚两得之术矣。于是乎彼也为之书符，此也为之立禁。邪说益炽，天性愈亡，曷由回去者之车、挽逃者之辙耶？虽然天下事不穷其所由惑，不足以开其所不悟，而释其所不疑也。温厉、肠澼、喉痹，固未有以符咒能愈者。流俗惑之而以为鬼怪，其端盖由于痎疟焉。不知痎疟之极轻者，符咒似可愈，不必符咒而亦可愈也。何者？疟之作也，必合于卫气。卫气，

---

① 汩（gǔ古）：扰乱，搅混。

② 阴：副词，暗中，暗地里。与后面的"窃"相对。

阳也；心之神，火也。执所谓符咒者而笃信之，神之所注，两阳相合，微寒将自化焉，故有诵杜诗而愈疟者。岂得曰声调之灵而辞章之效哉。若疟重者，虽符咒千百，亦未有能愈者也。此其间可深思矣。疑则明生，悟则理出。乃知古人之所以疗此数病者，非不至精且详。特后世惑于邪说，不复进而求之，遂令危亡接踵耳。尝有父病夫病，众逃之而反死。孝子顺妇，独侍守不去，竭诚尽信，斟酌而调护之，卒能两全者。逃者卒不能逃，不逃者卒能逃，何哉？逃者身虽逸而气先丧也，心可诛故也，不逃者身虽劳而气先定也，心愈精故也。尚何有阴阳之相贼哉。不逃而逃，乃其善于逃者哉。《孟子》曰：以直养而无害，则塞于天地之间。爰取遗经而论列之，庶几千岁之后，为人子为人妇者，皆得遂其能孝能顺之志焉尔。

温　厉

温厉辩上

《内经》中《刺法》《本病》二篇，不知何时亡失。后世术士，从气运等篇窃取糟粕，改温为瘟，改厉为疠，创五疫五疠之说。其荒诞至于呼魂诵咒，则较之执戈扬盾，率室驱疫。其伪附于圣经，尤不难立辨矣。马元台学识粗陋，竟将邪说收入《内经》，已足贻笑千古。乃吴又可、喻嘉言辈，不通《内经》之理，妄引《内经》之文，明明病藏于肾，《疟论》具在，理自昭然，吴氏乃谓邪在膜原，不亦误乎。然其间辨证立方，尚犹间有可取者。惟达原饮误用槟榔、厚朴、草豆蔻，无故攻伐，反使邪气冲击，不免变端百出耳。喻氏则今日言疫，明日言温，梦梦①然向张仲景《伤寒论》中挦扯②殆困，是病热病温两证之同源而殊途者，尚未窥其涯涘，乃复杂以邪说，肆其狂言，其能解于惑世诬民之责哉。其尤可笑者，《经》有曰温厉大行，坊本讹"大"为"天"，此固可望而知，不烦考订。俗儒盲心滑口，遂有"时疫天行"之称，字且不识，是更不足深论矣。或曰疫者，役使之役，一乡一邑，无论大小，皆相传染，故许慎曰"民皆疾"也，《释名》曰"言有鬼行疫"也。然则二说者非理之不精，即书之多伪乎。曰气运诸篇皆称民病，且合天下而言之，固不独一乡一邑矣。而其病或独见于一乡一邑者，则适当其气之偏至者也，似乎传染而初非传染也。若以民皆疾为疫，则气运中大小百疾，皆当谓之疫，可乎不可乎？若谓有鬼行疫，则不独诬鬼，而抑且诬天。宜乎星象诸书，诳云氏星主疫，何所证据，竟谓造物者为不仁之甚哉。彼《史策》所记，往往以为有鬼者大疫者，何也？曰非鬼也。《春秋传》曰：鬼有所归，乃不为厉，民死于暴，亦不必得所归，故暴死曰厉也。惟治之得法，厉自惧而逃矣。昔者季路问事鬼神，而孔子斥之，盖亦料后世之必有惑鬼神而忽人事者，其垂戒何深远哉。惟是时局多艰，则民病多热，其热也，亦郁气之所化耳。《史策》以为疫者，大都多在乱世，刑赏乖方，是非失实，人事之戾，上干天和。左氏所谓"神怒民怨，札瘥夭昏"者是也。观前代名家所传方论，主用寒凉，可恍然一悟矣。是郁也，而岂疫之谓哉。

温厉辩下

《内经》所列民病，有温者，有厉者，有温厉并至者。言温

---

① 梦梦：形容昏乱。

② 挦（xián 闲）扯：多方摘取。挦，取。

者不言证，言厉者亦不言证。厉则民善暴死，一语尽之。温之不言证者，以其见证本无定也。无定证者，何以知之？曰尺热病温，知尺则知温矣。无定证者，何以治之？曰治温以清，知清则知治矣。其理至明至显，其文至简至该。惟是文不同篇，理待参考耳。且《经》有曰"冬伤于寒，春必病温。"俗儒遂谓"温之为病"，惟春三月有之，而不知《疟论》曰"夏伤于暑，秋必痎疟。今疟不必应者何也？岐伯曰：此应四时者也"。以此观之，则温亦有应四时者明矣，不能反隅。虽曰诵经言，亦将奚益。不观《六元正纪大论》所列温厉，何尝皆在春气之中哉。其曰温者何也？曰犹是伤于寒而化之也。其病即发者，寒气多而中之也浅，化之也速，故为热，热者南方之气也。不即发者，寒气少而中之也深，化之也迟，故为温，温者东方之气也。因有轻重之差，故有远近之异耳。然则疠、疫、瘟，此三字者，为后世淆乱久矣，其字之本义可得而闻乎？曰疠，亦作癞，疥疠也，恶疮之通称。疫，从役之民，伤败疲病也，传曰水旱疠疫之灾是也。瘟，从疒，温省声，温气盛也。气失其平则为疾。温，重文也。此字当为古之所有，许氏少之，漏也，字义明而术士伪书，皆不能掩矣。

温病藏肾考

帝曰：先热而后寒者何也？岐伯曰：此先伤于风而后伤于寒，故先热而后寒也。亦以时作，名曰温疟。又曰：温疟者，得之冬中于风，寒气藏于骨髓之中，至春则阳气大发，邪气不能自出，因遇大暑，脑髓烁，肌肉消，腠理发泄，或有所用力，邪气与汗俱出，此病藏于肾，其气先从内出之于外也。

以此观之，明明风寒并伤者则为温疟，专伤于寒者则为温病。是温疟与温病之分途，特在有风与无风之异致耳。或曰吴又可以为横连膜原，其说亦本于《疟论》，何谓为误耶？曰：《疟论》曰"其间日发者，由邪气内搏于五藏，横连膜原也。"吴氏之误，以一"藏"字而误会其意，不知分辨耳。肾藏也，而仍有连膜原不连膜原之分，即以温疟而论，亦有间日者，有不间日者。间日者则邪连膜原，不间日者则邪且不连膜原。况温病者其病一发，病不除热不休，是与膜原有何干涉哉！

温病脉略附　温疟脉

温病之脉，兼诊法中详言其意矣。然临证之际，犹当细审焉。或初诊之而尺热，久诊之而尺寒。与初诊之而尺寒，久诊之而尺热，此皆寒热之疾，勿以温论。温者，始终热甚也，以此为辨。又尝以所及见者考之，见证无定，然不外尺肤热甚，脉来或六至、八至、十至不等，是其候也。六至者易治，八至者难治，十至者则危矣。若患温疟者，其脉之至数与此同论。惟疟发有时，既休之后，其尺不热，则在问证以为治耳。

温病治略

肾者，精之所藏。精足则邪不能入，故《经》又曰"冬不藏精，春必病温"。可知寒之所伤，由于精之不藏，邪乘于虚也。夫精不足则虚，而邪乘之则实。治以清凉，则虚者以补，实者以泻，一举而两得矣。或邪气传入诸藏诸府者，则各随见证而增益之。发表温经，皆所大忌，一失其机，杀人甚速，惟以脉法为主。虽其证似表实、似里寒，决不可发之温之。经曰"治温以清"，非一言而握要乎？至于危候已平，脉息亦退，或兼有当发当温者，则又不得执已去之邪，而忽后起之证，参行活法可也。

胜温清髓汤自制

生地黄六钱，酒炒　知母四钱，酒炒　地骨皮　金银花　连翘　黄芩酒炒　麦门冬各三钱　甘草一钱

生地、知母入肾补阴为君。骨皮、银花、连翘滋阴退热为佐。黄芩、麦冬入肺生水，甘草入胃和中为应。轻者减半，重者倍服，极重者每品加至数两。口渴加石膏、栝蒌根。便闭加厚朴、大黄，余均随证酌加。

肠　　澼俗称痢证

论肠澼与《启悟》上篇脉法参看

肠澼者，泄血，泄赤沫亦作沃，下同，泄白沫，泄脓血，泄赤白沫之总名也。考之营出中焦。又曰：此所受气者，泌糟粕，蒸津液，化其精微，上注于肺脉，乃化而为血，以奉生身，莫贵于此。盖血之所由化，即身之所由生。自藏府之中，有邪澼之气以干之，故血之已化者与未化者，皆反其上注之机，而为下流之势，由大肠以出，而肠澼以名焉。其杀人之速者，为其无血以生此身也。经所谓下血者，已化者也；赤沫者，将化者也；白沫者，未化者也；脓血者，已化之血与未化之血并下也。赤白沫者，将化之血与未化之血并下也，而总之皆肠澼也。若夫轻重之分、治疗之法则在脉证两端，参观而得之矣。或曰赤沫为将化之血，是诚然矣。白沫为未化之血，亦信然乎？曰：《至真要大论①》曰"咳不止而白血出者死"。盖在上则曰白血，在下则曰白沫。名虽不同，实则一物。有化而为血之时，则有未化而为血之时。所谓白沫者，非未化之精微而何物乎？且夫

---

① 至真要大论：原作"至真大要论"，据《素问》乙转。

化血者肺也，所以化血者心也。肺金也色白，心火也色赤。心主血脉，丙辛合化而血乃赤焉，丙辛未合化而血乃白焉。去其所谓澼者，则相生相化，自无下流之患，而得上注之常矣。何以得斯澼也？曰：凡阴阳之偏胜偏虚，以及外感内伤，六淫胜复，皆能为澼也。不能辨此数端，更有何法可治耶。世咸称为利者，何也？曰《内经》"下利"二字，乃寒泻之主名。以其过于流利，不能腐熟水谷也。其他泄泻者，或寒或热，称名甚繁，班班①可考。自汉以来，始乱其法，并经所谓肠澼者，而亦名之为利，且任意增加字画而为痢矣。改名不已，变而改字；改字不已，又变而改名。谓之滞下，犹惧不足行其诈也。又谓之疫证，吾且不与之论疫也。世之挟术欺人者，果能指所下之物，引经据典，历历言之，则吾不谓其治之谬矣，能乎否乎？

论气逆里急

冲脉者，血海也。地之海汇乎百川，人之海汇乎百脉。承乎肺之化血，而源乎胃之腐水谷而注精微者也。食不入则无以化精微，血下泄则无以注百脉，安能潮汐以时，而波澜不惊焉。气逆于上，则胸满而不纳；气急于下，则腹痛而后重。逆者不能降，急者不能升，升降相持，危亡可立至矣。然而上下虽分两途，升降究无两事，其所以不能升不能降者，非实则虚，非寒则热，邪乃盘踞而阻绝之。求于脉证之间，以定补泻之法，而又能操纵于无形，转移于不觉，则逆者以顺，急者以缓焉。舒驰远②重用桔根，动获捷效，以为得开提之力。岂知桔根者，

---

① 班班：班通"斑"。《礼记·王制》"班白者不提挈"注："杂色曰班。"班班，喻泄泻名称繁多。

② 舒驰远：舒诏，号慎斋学人，江西进贤人。为喻嘉言再传弟子，生活于清雍正年间。编撰《伤寒集注》十卷，刊于1750年。

甘能上升，苦能下降，一物而兼二美也哉。其气不逆，里不急者，何也？曰此血海充盈，邪不能遽犯耳。

肠澼证治凡八条

有因风寒而发者，此当分经辨证以为治也。若邪气抟结于中，营卫阻滞，其证类似风寒而非风寒，使或误与三阳发表之剂，则所损非小矣。世有谓升散为不可用者，良由不知辨晰，而动辄得咎耳。见噎废食，抑何愚乎。如太阳证见，发热恶寒，头项强急，腰脊诸痛，无汗而脉紧者寒也，有汗而脉缓者风也，宜加味开郁汤。

加味开郁汤自制

羌活　防风　茯苓　生姜各三钱　桔根四钱　甘草一钱　大枣三枚

有汗加白芍药酒炒，一钱五分。

加法：寒加姜附，热加芩连，实加硝黄，气虚加党参、黄芪，血虚加生地、葳蕤之类。姑举其略，变通加减，善用者可以反隅矣。

阳明证见，身热目痛，鼻干额痛，其脉大者，宜加味葛根汤。若烦渴恶热，汗多脉洪者，宜加味竹叶石膏汤。

加味葛根汤古方，本篇加

葛根三钱　桔根四钱　茯苓　白芍药　生姜各三钱　大枣三枚甘草一钱五分

加法照太阳证。

加味竹叶石膏汤古方，本篇加

淡竹叶二钱　石膏六钱　麦门冬四钱　台党参　半夏姜制　茯

苓各三钱　桔根四钱　甘草二钱　粳米一杯

加法照太阳证。

少阳证见，寒热往来，呕逆不食，头痛颌痛，循肋而下，直至外踝，诸节皆痛。其脉弦者，宜加味小柴胡汤。

加味小柴胡汤古方，本篇加

柴胡四钱　半夏姜制　茯苓　生姜各三钱　桔根四钱　甘草二钱　大枣三枚

加法照太阳证。

有因饮食而发者，然必泻尽夙食，乃下赤白，则所以治之者，但在寒热虚实之分，而不在消导克伐之力也。或有因于沉滞久积者，则腹必有坚痛之处，脉必有沉实之征，乃可用平胃散，改为汤剂，随其所宜而参合治之。

平胃散今方

厚朴三钱　苍术一钱五分　陈皮　甘草各二钱

加法照太阳证，并可加桔根、茯苓。

有因寒甚而发者，呕逆不渴，恶寒蜷卧，腹中冷痛，脉沉而迟，宜加味理中汤。

加味理中汤古方，本篇加

台党参五钱　白术四钱　附片　干姜　吴茱萸　缩砂蜜　茯苓　半夏姜制，各三钱　甘草二钱，炙

上方若小便黄短，脉不迟者，酌加芩连。

有因热甚而发者，烦渴恶热，腹中热痛，魄门如火，甚则神昏，不知所苦，脉实数者，宜加味黄连解毒汤。

加味黄连解毒汤今方，本篇加

黄连　黄柏　黄芩各三钱　栀子一钱五分　生地黄　桔根各六钱　大黄四钱　芒硝二钱

有因阴虚而发者，肌肤燥热，舌焦唇枯，腹痛心烦，小便短赤，脉细数者，宜加减犀角地黄汤。若素嗜洋烟者，宜乘涛逐寇汤。

加减犀角地黄汤今方，本篇加减

生地黄　熟地黄　桔根各六钱　犀角四钱　黄连三钱　麦门冬　葳蕤各四钱　淡竹叶二钱　甘草三钱

乘涛逐寇汤自制

生地黄　熟地黄　桔根各六钱　麦门冬四钱　黄芩酒制　山药　茯苓　阿胶　黄连　木通　甘草各三钱　淡竹叶二钱

服六剂后，加罂粟壳三钱。

有因阳虚而发者，汗出身寒，恶闻食臭，呕逆困倦，腹痛后重，脉虚微者，宜加减补中益气汤，或脉虚数者并治。

加减补中益气汤今方，本篇加减

黄芪　台党参各六钱　白术八钱　附片五钱　升麻一钱五分　桔根四钱　茯苓　干姜　白芍药酒炒　半夏姜制，各三钱　白豆蔻研末，泡服　甘草炙，各二钱　柴胡一钱

上方，或鹜溏如鸭矢状，或久澼不愈，脉同者并治。

喉　痹俗称白喉、蛾喉

论喉痹

痹，从疒，畀声，不任使令也。畀，与也，而有垂委不任

之象焉，故起居运动使也。而风寒湿三气杂至曰痹，言语饮食亦使也。而喉痛曰痹，世以喉痛色白为疫，何也？曰亦误于"民皆疾""鬼行疫"之两言耳。岂知《内经》所列六气之化，司天地者有喉痹，司左右者有喉痹，故有一乡一邑多患喉痹之事，乃年辰所加，方月相临也。光天化日之中，而常谓有鬼怪行乎其间，不已癫乎。又尝考之《经脉》篇，手阳明有颈肿喉痹，足阳明有颈肿喉痹，手太阳有嗌干颔肿，足少阴有咽肿及痛，手少阳有嗌肿喉痹，足少阳、厥阴不言喉痹，而厥阴之脉，循于喉咙。《阳阳别论》又云一阴一阳结，谓之喉痹。然则喉痹甚繁，非取各经并见之证，各经应见之脉详《慎学》下篇一一分辨之，必不能知其病之所在矣。况乎徒执单蛾双蛾、缠喉走马、七十二证中种种不通名目，何足以识病情哉。虽然，得其并见之证、应见之脉，知为某经之病矣，而所以治之者，犹未能定也。或病在表而类似里焉，或病在里而类似表焉，以及寒热虚实之正见者反见者，苟非深明脉法，不又将纷然并起，而茫乎若迷耶，故治病而不知脉者，生灵之荼毒也。

论寒热生死

热证则喉中红肿，寒证则不红不肿，世以为定论也，而岂知受其误者之未可数乎？如前论所列喉痹证候，肿者甚多，而经文中皆有虚实补泻之分，则不专属于热明矣详卷二，岂可以流俗见识，而欲乱古人之法耶？尤不可信者，莫如诸家，妄议生死，自咸丰初迄今三十余年，其间喉痹迭见，热者则恒十之七，寒者、虚者与风寒外邪者，不过十之三，其大较也。天下事多则易知，少则难辨。不知治寒、治虚、治风寒外邪，而以为死证，吾无责焉矣。乃人人用寒治热，而热之一证，竟犹未能深辨，而动辄以为无治焉，抑何卤莽至是哉。夫治之不得其法，遂置焉而不复深求，抑已过矣。况欲逃人之责而先为之辞，弃人于死而莫为之救耶。今将世所标出不治者，逐一校正于后，所以重生命也。

舌卷囊缩　　　此证属足厥阴，热者脉弦数，宜承气汤。寒者脉弦迟，宜四逆汤。方见《正名》下篇，宜加喉痹药用。

角弓反张　　　此证属风，脉必弦。亦有大热而津液枯竭者，脉多实数。

喉干无涎　　　此证脉必实数，邪热既甚，又兼阴虚。亦有专属阴虚与专属阳虚者，一脉细数，一脉迟微也。

鼻闪①唇青　　　同上。

六脉沉细　　　此当辨其迟数虚实以治之。

脉细身凉　　　同上。

药不能下　　　此证当首用开关之药。如肿满过甚，一刻难消者。当审脉迟数，分别寒热，以药末含口中，从容咽下。

痰壅气塞　　　此喉痹之常候，当辨脉治之。

七日满白不退　非未能辨明寒热，即病重药轻之误，不然何至不退。

服药大便不通　此证非病重药轻，即属虚闭，当辨明阳虚阴虚以治之。

未服药大便泻　此证有三，有阴虚而泻者，有阳虚而泻者，

① 闪：动貌。此指鼻翼扇动。

有阳盛而泻者，均当分别治之。

大便连泻不止　同上。

颔下发肿不消　此证当分别寒热治之。

两目直视　同上。

天庭黑暗　同上。

烦燥神昏　同上。

面青唇黑　同上。

哑喉呛食　同上。

音哑无声　同上。又按：此证，亦有兼感外寒者。

白块自落　同上。又按：此证，寒者稍多。

声如拽锯　此证多痰，仍必分别寒热及外感寒邪以治之。

上证诸家皆称不治，予所经见而手愈者，十居八九，且或一病而备有数证，亦属常事，初非漫然辨驳也。

论喉痹四大证脉法

近代喉痹热证居多，论者专主苦寒，禁用升散。其他阴虚阳虚之证，纵或偶焉及之，而亦未能剖晰至微，使人坦然由之者，无辨证之精能，尤无持脉之卓识也。夫辨证持脉，乃用药之权衡，岂得囿于目前，遂谓此法可行，而诸法可废哉。考其间有四大证焉：

其内邪盛而恶寒发热，身体疼痛者，热毒作于中，而营卫阻滞也。亦有不见外证者，其脉必且数且实，无少别焉。

其外邪盛而恶寒发热，身体疼痛者，风寒袭于表，而营卫拂郁也，此无不见外证者，其脉则或弦或紧，不能同焉。

若阴虚阳虚，则或见外证，或不见外证。其外证见者，阴虚则专发热，阳虚则专恶寒。亦间有反见者，总以脉法为主也。阴虚则脉必细数，阳虚则脉必迟微。不独苦寒升散，均非其宜，即阴虚而误治其阳，阳虚而误治其阴，贻害亦非小矣。

至于证有兼见，法宜变通。假如内邪方盛，复有外邪相乘，则俟其热毒既衰，乃于苦寒之中佐以升散，是为得之。若兼见他证者，则初治之际，便宜随证增加。姑举一二，在临证者之反三也。

喉痹之变，大要不能外此四端，果能熟于脉情，虽百变而无一失矣。

服药方

加味普济消毒饮李东垣制

近代治喉痹者，率本此方，更立名色。本篇增加药品，而复其原名，不欲掠美也。凡喉痹脉实数者，通宜服之。恶寒发热，脉同者并治。

黄芩酒炒　黄连酒炒　僵蚕炒　射干酒炒　板蓝根　鼠粘子①
贝母各三钱　玄参盐水炒　生地黄酒炒　连翘各六钱　薄荷　桔根
各一钱五分　柴胡　甘草各一钱　陈皮二钱　马勃一枚，去皮，用净
灰，中有坚块，未成灰者不可用，绢裹，同煎

小便闭加栀子、木通；大便闭加芒硝、大黄。

开痰降毒丸吴氏制

治热毒肿甚，痰壅气急。

明矾一两　巴豆二十一粒

同入新罐，上火煮令矾枯，去豆取矾，加姜黄末一钱，用灰面少许和丸，雄精细末为衣，如梧子大。每服三丸，白汤送下，重者用之，轻者不必用。

---

① 鼠粘子：即牛蒡子。

雄黄解毒丸朱丹溪制

主治同上，而清咽喉、通便闭，其功过之。

雄精一两　郁金二钱　巴豆十四粒，去皮尖油

上共为末，醋和为小丸，每服五分，津咽下。

六味桔根汤张氏制

凡患喉痹，恶寒发热，其脉或弦或紧，用此方照法加用。

桔根三钱　防风　荆芥　僵蚕炒，各二钱　薄荷　甘草各一钱

脉弦者加羌活、柴胡，脉紧者加细辛、苏叶、麻黄。

加味黄连阿胶汤古方，本篇加

凡喉痹脉细数者，宜服此方。

生地黄　麦门冬　阿胶蒸兑　白芍药各三钱　黄芩　黄连各
二钱　熟地黄六钱　鸡子黄一枚，后煎，搅化

有痰加贝母、栝蒌实。

八味地黄汤张仲景制，改丸为汤，改桂枝用肉桂

凡喉痹脉迟者，宜服此方。

熟地黄六钱　山药炒　茯苓　附片各三钱　牡丹皮去骨，一钱
五分　泽泻二钱，盐水炒　山茱萸去核，一钱五分　肉桂一钱

麻黄附子细辛汤古方

凡喉痹，恶寒身重，其脉紧者，宜服此方。

麻黄二钱　附片五钱　细辛三分

吹药方

冰硼散

主治一切喉痹。

冰片五分　硼砂明洁者良，四钱　焰硝长芽明洁者良，二钱

上共为末，每吹少许。

雄精开关散

治喉痹肿痛，牙关紧闭，不省人事。

雄精　硼砂各二钱　芒硝明洁者良，五钱

上共杵极细，吹二三分入鼻中，良久其口即开。

胆矾开关散

主治同上。

腊月取雄猪胆一枚，割开上系，倾汁碗内，入白矾细末和匀，仍纳胆中，用线缚紧，悬有风无日之处，阴干取出，研末收贮。待次年腊月，又用猪胆如前，如此三五年更佳。用此扫擦牙龈，令其流出涎沫，少倾口即开矣。若热证喉中肿满者，吹入一二分甚效，他证不得误投。

附　熏法

主治同上。

用巴豆捣融，纸卷作枚，压令油透纸上。展开去豆，仍卷作枚，灼令大燃，旋即吹灭，令患者垂头，以烟熏鼻，达于喉内，即时吐出痰涎恶血。

附　敷法

主治同上。

大蒜子捣融，敷手大指、次指歧骨间。左肿敷左，右肿敷右，用小蚌壳盖上缚住，五六时启开。见有水泡，用针刺之，或令患者久握掌中，亦能见效，不定在起泡也。

又法：蓖麻子三钱，斑蝥三枚，取新色壮实者，拌米炒焦。

巴豆一粒，取三分之一，乳香、没药各三分，郁金、五倍子各一钱，每用好醋，和面少许，调药一丸，如绿豆大，随喉内肿痛左右，粘于颈上，正对患处。不论何色膏药，剪取小张盖住，阅一二时许，启膏视之，如见水泡，便将膏药丸药揭去，以针刺去毒水，未起泡者，仍旧盖住待之，阅一时再看，以起泡为止。

附　刮法

主治同上。

用钱一圆，或点温水，或点麻油，于脑后发际下，顺刮，务令皮色深紫，亦可使毒气外出也。

附　刺法

主治同上。

用银针微刺左右颊车，以去恶血，并刺十指端。先令人从肩上顺扒而下，直至十指，四五十次。急用带缚于掌后，每刺一指，仍从掌上重扒而下，以使恶血泻尽也。

开痰降毒散

主治同降毒丸。

焰硝一两　雄精二钱　梅片二分五厘

上共为末，吹入。

止痛散

治喉痹肿满，痛极难忍者。

青盐　白矾各一钱　硼砂五分

上共为末，吹入。

爪甲散

治喉痹肿满欲闭，或防作脓，用此散频吹自破。

人指甲不拘多少，洗净，炒，炮为末，每甲末一钱，加梅片一分，杵匀。

四胜散

主治一切喉痹，解毒退肿，生肌去腐。

朱砂　枯矾各一钱　硼砂八钱　甘草去皮　青黛漂　黄连　人中白煅存性　雄精各二钱　梅片一钱五分　鸡膍胵俗名鸡内金，洗净，炒炮，一钱

上共为细末，每用少许吹入。若遇虚证，每料加鹿角霜一两。

篇内所采近代方法，惟在效捷价廉，使僻壤穷乡一时可以购取，然非专尚简便，亦以药贵中病也。

疟 疾

疟疾考

疟，从疒，虐声。言疾之苟虐也。痎，从疒，亥声。间日疟与间数日疟之通称也。日始于子而终于亥，亥，日之介也。《春秋传》："齐候疥，遂痁。"《颜氏家训》疥作痎，其义一也。痁，间数日之别名，痎遂痁者，以痎为间日，以痁为占日多也。考《内经》中营气者，疟日作，无早晏其间日者，薄于阴也阴谓阴经；中脊背者，疟亦日作，有早晏，其间日者薄于藏也；又有间二日、间数日作者，薄于府也。其气浅，其行速，故日作，其气深，其行迟，故间日作与间二日、数日作。此五者受邪之不同也。而有寒疟、风疟、温疟、瘅疟、三阴三阳之疟、肺心肝脾肾胃之疟，此十六者见证之不同也，然惟温、瘅两证

及足少阴一证，寒多风少，郁而化热，治法不同，其余则皆寒少风多，治风为君，治寒为佐，而又各随见证，施其补泻，以为之应，其大要固如此也。即或间有变通，而治风一门，总不可少。盖经虽风寒并论，其要领，一则曰痎疟皆生于风；一则曰风无常府，以所中处为府。何千古以来，乃竟茫然读之而不加察哉！

论治疟七误

河漘①江干，海隅塞外，大风苛毒，击浪扬沙，故患疟者为尤众，不必尽关六淫常化也。有接屋连墙而无或免者，有经年累月而不能愈者，强者不难挫其精锐，弱者甚或夭其天年。而妄言疫者，慢执俗方，殊少实效，穷其故盖有七误焉。

一因恶寒而误认为太阳。

二因发热而误认为阳明。

三因其寒热往来而误认为少阳。疑于迹而乱其真，妄用热病分经之法。岂知痎疟三阳见证与热病见证不同，经固详哉言之。夫当其发作之时，方寒也，内外皆寒，甚者寒栗鼓颔，腰脊诸痛。方热也，内外皆热，甚者头痛如破，渴欲冷饮。是谓阴阳相移，虚实更作，乃痎疟大同之证，而所以分经者不在此焉。麻黄、葛根、白虎、柴胡等方，皆无所用。其有可用者，必疟未发之前，与疟既休之后，确有热病证候，乃兼而治之。兼证已除，不得再服，否则非徒无益而又害之。

四误于诊脉违候。

五误于服药失时。人之本气有寒热虚实不同。虽必主治风，而仍当于寒热退尽之余，谛审脉息，斟酌损益，以尽其妙。若

---

① 漘（chún唇）：水边。

疟气未休，则脉息无定，必不能识本气之真矣。《经》曰：病在阳，则热而脉躁；病在阴，则寒而脉静。不闻此法者，何怪乎今日诊之而为寒为虚，明日诊之而为热为实，攻补误投，反益其病哉。乃有按脉立方，侥幸偶合，而仍不能愈者，何也？此必寒热未尽，方药猝投，激之而愈奋，触之而反奔，是犹与方怒者辨理，方勇者争锋耳。经曰方其盛时必毁，因其衰也，事必大昌，避实击虚，时哉勿可失矣。

六误于图速效。

七误于恃已效。疟为宿受之风寒，郁久而发，亦必历久而愈。非若猝中猝发者，其效可速求也。轻者其效必三四日，重者其效必五六日。设意见游移，方药杂进，是何异今日议战、明日议和？而矫焉思启者，方且藏深附险，出入无常，安能折其势而除其根哉。及其既效也，或渐而见轻，或截然以止，然不独轻者不可恃，而止者亦不可恃也。其不可恃奈何？曰：视脉之急与不急，知邪之衰与未衰，而善其后焉。其急者，邪尚未除，玩①则复作也；其不急者，邪虽欲去，怠则还乘也。玩与怠其天下之通患乎？

论截方

截方甚多，而至灵至捷者，莫于尾虎丹，为寒疟之专剂。曩好兵家言，尝试为之，获效不止十九。惜药品峻厉，名曰尾虎，盖明明有咥②人之戒焉。且折其势者未必除其根，或久而复发，或变而之他，其贻害可胜言哉。夫行三军者，不得已而为之权宜耳。若从容井里，何妨持正守经，而必恃此不可恃之

① 玩：轻视。
② 咥（dié 碟）：咬。

方乎？至若他方丸散，甚少应验，则更一无可恃矣。如其可恃，则必尾虎丹类也，可恃而仍不可恃者也。

痎疟证治

止疟清髓汤 自制

主治疟发则先热后寒，名曰温疟。

生地黄六钱　何首乌四钱，生用　知母酒炒　地骨皮　鳖甲酒炙焦　黄芩　麦门冬　贝母各三钱　甘草一钱五分

夺热汤 自制

主治疟发则但热不寒，少气烦冤，手足热而欲呕，名曰瘅疟。

桑白皮六钱　生地黄四钱，酒炒　地骨皮　黄芩酒炒　麦门冬　桔根　黄连　滑石　贝母各三钱　木通二钱　淡竹叶　甘草各一钱五分

便闭加大黄、厚朴。

加味桂枝汤 古方，本篇加

主治疟发则汗出恶风，名曰风疟。

桂枝四钱　白芍药酒炒　生姜　茯苓　半夏姜制，各三钱　大枣三枚　台党参二钱

除苛饮 自制

主治疟发则先寒后热，名曰寒疟。亦治足太阳之疟，腰痛头重，寒从背起，先寒后热，热止汗出。

羌活四钱　独活　防风　生姜　白芍药酒炒　半夏姜制，各三钱　桂枝二钱　甘草一钱五分　大枣三枚

上方，加柴胡三钱，主治足少阳之疟，身体解㑊，寒不甚，

热不甚，恶见人。

加葛根三钱，主治足阳明之疟，洒淅寒甚，久乃热，热去汗出，喜见日月火气。

加味六君子汤今方，本篇加

主治足太阴之疟，意不乐，好太息，不嗜食，多寒热，汗出，病作则善呕，呕已乃衰。

白术四钱　台党参　半夏姜制　羌活　防风　桂枝　生姜各三钱　陈皮　缩砂蜜　茯苓　白芍药酒炒，各二钱　甘草一钱五分，蜜炙

润下汤自制

主治足少阴之疟，呕吐甚，热多寒少，欲闭户塞牖而处。

按：此证与温疟略同，其呕吐甚者，乃热气上逆而反呕也。

知母酒炒，四钱　熟地黄　生地黄　麦门冬　石膏　生姜各三钱　枳壳　厚朴　槟榔各二钱　黄柏酒炒　甘草各一钱五分

加味四物汤今方，本篇加

主治足厥阴之疟，腰痛，少腹满，小便不利，意恐惧，气不足，腹中悒悒。

当归　生地黄各四钱　柴胡　防风　台党参　半夏姜制　生姜各三钱　白芍药酒炒　白术各二钱　车前子　川芎　木通　甘草炙，各一钱五分

温金汤自制

主治肺疟，令人心寒，寒胜热，热间善惊，如有所见。

台党参　羌活　防风　半夏姜制　茯神各三钱　黄芪酒炒　干姜各二钱　黄连一钱　甘草蜜炙　吴茱萸酒炒，各一钱五分

加味半夏泻心汤古方，本篇加

主治心疟，令人烦心甚，欲得清水，反寒多，不甚热。

半夏姜制，五钱　羌活　防风　台党参各三钱　白芍药酒炒

桂枝　黄连　黄芩各二钱　甘草炙　干姜各一钱五分

鳖甲汤自制

主治肝疟，令人太息，色苍苍然，其状若死者。

鳖甲酒炙焦　何首乌生用，各六钱　当归　柴胡　青皮　半夏

姜制　防风各三钱　白芍药酒炒　黄芩酒炒，各二钱　甘草一钱五

分，炙

加味理中汤古方，本篇加

主治脾疟，令人寒，腹中痛，热则肠中鸣，鸣已汗出。亦

治胃疟，令人善饥而不能食，食则支满腹大。

白术四钱　台党参　附片　半夏姜制　茯苓　白芍药酒炒　桂

枝各三钱　干姜二钱　甘草炙，一钱五分

肉苁蓉汤自制

主治肾疟，令人洒洒然，腰脊痛，宛转，大便难，目眴眴

然视不明貌，手足寒。

肉苁蓉酒洗，去甲，八钱　熟地黄四钱　附片　台党参　白术

黄芪酒炒　桂枝　白芍药酒炒　当归　生姜各三钱　甘草蜜炙　独

活各一钱五分　细辛三分

痎疟脉略治略针略

疟脉多急义详卷四，《经》或曰满大急，或曰小实急，可知

急者，疟脉之常候也；又曰疟脉缓大虚，便宜用药，不宜用针，

可知缓者，疟脉之变候也。夫缓与急相反，变也。然而一言变，

则千态万状，可隅反焉。本篇所主方药亦属常候，至若本气之有偏，与治法之多失，甚或稽延既久，迁变靡常，则在诊候以时，各因脉情，以为加减，或轻者重之，重者轻之可也；或反佐之以酌其通亦可也。

又按：痎疟针法甚繁，今虽风尚一偏，而仍有决不可少者。如诸疟而脉不见，刺十指间出血，血出必已，其法固简易可行，然舍此亦无从施治矣。

卷十　砭惑下篇

消瘅脉略此当与《启悟》下篇缓、粗二法参看

《通评虚实论》曰：消瘅虚实何如？岐伯曰：脉实大，病久可治。脉悬小坚，病久不可治。

按：消，谓消水消谷。瘅，从疒，单声，热病也。单，从叩①，甲声。劳力恶热而屡叹也。甲，弹本字，甲象人首，冖象张手发弹也。许氏阙。脉实大，病久可治者，脉与病相应也；脉悬小坚，病久不可治者，脉与病不相应也。曰病久可治，则未久者之更易治可知矣；曰病久不可治者，则未久者之亦非甚难治可知矣。

消瘅考并案

考《内经》而综其大略，一为肺消。心移寒于肺，肺消。肺消者饮一溲二，死不治。又曰心移热于肺，传为膈消是也。一为脾消，有病口干者，名曰脾瘅，此甘美之所发。故其气上溢，转为消渴。又曰瘅成为消中是也，一为大肠一为胃，二阳结谓之消是也。大肠主津液，热结则津液易枯，故消。胃藏水谷，热结则水谷速化，故消也。一为肾，肾热者，先腰痛胻痠②，苦渴数饮是也。后世俗方书妄立上消、中消、下消名目。此说一出，而病之在藏在府，不复推求，各执成方，鲜能变计，往往邪热方张，而犹投附桂。虚寒已极，而仍服清凉。其幸而

---

① 叩（xuān 宣）：同"喧"。

② 胻痠（héngsuān 横酸）：借指人体腰背下部酸痛。胻，本谓牛脊后骨；痠，同酸。

获愈者盖寡矣。患者昏昏，治者贸贸，所不可解者。圣经之明确，而人反迸而不观，俗说则靡然信之也。曩者山客患消中，昼夜烦渴无度，每将卧，必先饮冷数斗，步则浪声作于腹，俯则水气失于咽。然终夜不起，及晨而私，殆不过升许。腹中了无一物，惟有大热如焚，升烁喉舌，又急欲恣饮以为快焉。治者守《金匮》不通之伪书，喻嘉言乱经之诳说，服肾气丸数十剂而病甚，于是去附子、肉桂，加黄柏、知母，又数百剂而益甚。消不可止，百病俱作，濒危者屡矣。丹铅之暇，涉猎轩岐古书，倍用承气汤加生地黄、麦门冬、黄连、黄芩之类，日日服之，如饔飧①之不可少，不服则困苦欲死，服之则神志清，而饮啖亦加。惟服药时颇形瞑眩，良药苦口而利于病，固信然矣。如是者数年，诸医莫不危之，而不知非奇也。藏府分而脉法明也，殆及十年而始愈焉。夫喻氏书中，方药杂沓，非无治脾治胃之品。但藏府不分，脉法不明。其于《内经》诸书，原未有所窥见，偶剿数语，便自矜张，宜庸师不察而为所误也。然则肾气丸遂不可用乎，曰非也。肾气寒者，得附桂以温之，则云气上腾，而雨泽下降矣；肾气热者，得知柏以清之，则源泉有本，而灌溉无涯矣，亦在得其当耳。同时初得是病与误之浅者，按法分治，还愈数人。或曰此禀赋之偏，创见之举，可以存而不论。然乾坤之大，岁月之宽，又安知不有同于予者。流俗笑之而复疑之，疑之而愈奇之，何所损也。然则非硝黄不为功乎，曰亦非也。及其误不得不用硝黄，方其始亦不必硝黄，即白虎汤、竹叶石膏汤之属，皆能有功矣。察脉法，别藏府，又岂独一方耶。夫予之病，热在中也，而反于予而误之者可

① 饔飧（yōngsūn 拥孙）：早晚饭。

卷十 砭惑下篇

一七九

思矣。

胃痛考

《病能论》篇曰：人病胃脘痛者，诊当何如？岐伯对曰：诊此者当候胃脉，其脉当沉细，沉细者气逆，气逆者人迎甚盛，甚盛则热。人迎者胃脉也，逆而盛，则热聚于胃口而不行，故胃脘为痛也。

按：脘，从月，筦省声。筦，古管字。胃脘，胃上口之管也。许氏谓从月，完声，胃府也，欠精。

《脉度》篇曰：六府不和，则留为痈。

胃脉，胃经动脉，结喉旁人迎穴也，以为左寸口者误矣。夫左寸口但与胃脉同名，而有三阳之分，岂得称为胃脉耶。其脉手太阴左右寸口动脉也，此亦人迎太阴对言之例。如《奇病论》所谓人迎躁盛，太阴脉细如发之类是也。当候胃脉者，以胃气独盛，与太阴之脉，阻绝不通。若专候太阴而不候胃脉，必不知病之所在矣。

《动输》篇曰：胃为五藏六府之海，其清气上注于肺，肺气从太阴而行之。其行也，以息往来，故人一呼脉再动，一吸脉亦再动。

今胃脘病痈，则清气阻逆，而太阴沉细也，胃气既逆其上注之机，则但循其本经之脉，人迎动脉所以甚盛也。气既独盛，则郁而为热，聚于胃口而不能行，故胃脘之痛成矣。俗方书动称肺痈，皆由不知肺胃一气相通，而吸门贲门又最相近，胃病而极似肺病也。考诸经文并无五藏之痈，自《甲乙经》将《大奇论》肺雍肝雍肾雍，妄改为痈，遂误千古。不思论中所载之证，但云两胠满，小腹满，是雍之义本为壅也。其有时误治而亦愈者，何也？曰今之治肺痈者，吾见之矣，以为治肺，而适治胃，其要品曰桔根、葶苈、黄连、黄芩、归尾、贝母，其甚者则大黄、芒硝以荡涤之，宣其气而使之通，上注之途以畅；清其热而使之化，不和之气以平，误于名而不误于实，其治非不甚善，然而亦幸矣。

振埃

黄帝曰：刺节言振埃。夫子乃言刺外经，去阳病，余未知其所谓也，愿卒闻之。岐伯曰：振埃者，阳气大逆，上满于胸中，愤䐜肩息，大气逆上，喘喝伏坐，病恶埃烟，饲不得息，请言振埃，尚疾于振埃。黄帝曰：取之何如？岐伯曰：取之天容。黄帝曰：其咳上气，窍①诎胸痛者，取之奈何？岐伯曰：取之廉泉。黄帝曰：取之有数乎？岐伯曰：取天容者，无过一里。取廉泉者，血变而止。帝曰：善哉。

按：此一条中分两证。前则喘中之一证，后则咳中之一证，极言其效之捷疾，故譬犹尘埃在身，而振拂顿去也。后世乃以哮虎之哮，读若否平声，为此两证之总名，窃古字而立新声，乱成法而创异说，宜乎患者恒众，而愈者恒难矣。曩闻有以立春日焠俗称灯火廉泉，后遇雨水等日皆焠之。凡二十四次，及期而病不复作者，因尝分别两证，并焠天容。虽未必尽断根株，然每衰去大半。夫变刺为焠，亦已全非古意，而效且若是，振埃之喻，良非偶乎。

又按：后世方书，凡涕唾涎饮皆名曰痰。一人倡之于前，众人和之于后，自汉及今，其书汗牛充栋，从未有窥见其本源者。夫涕者肺之液，唾者肾之液，涎者脾之液，饮则饮汤饮水饮酒之所积也。此喘咳两家之所常有，乃竟以痰之一字，

---

① 窍：《灵枢·刺节真邪》篇作"穷"。

可解而不可解者浑之，抑独何哉，积习难回，存名而责实可矣。

痈疽

论痈疽秘传

后世窃《内经》以为秘传者，尤莫甚于《痈疽》一篇。观其背腹手面之间，病名阙略，菱翘、豕膏之属，方药支离。盖剽窃之余，杂以伪撰，方术之士巧于欺人耳。夫金石之施，针灸之妙，炉鼎之设，升降之奇，制作精深，不可方物。圣人创之以前民用，后世窃之以便私图。汉代而降，求神仙而误服食者，且并其导引收按之法而尽敝之，不独世俗所云外科者得其绪余也，然急于谋方者，必缓于穷理，或怀宝而由于世守，或重金而受自师承，仅执偏门，未得经中之大要，往往得不偿失。非其方或验或不验，乃其理有合有不合也。光绪纪元以来，家中人迭患痈疽，尝为之考理于遗经，采方于群集，而一人之学，一家之书，可选用者，每难得一二焉。盖其窃之于经也，不过此得一法，彼掠一端，已先处于不足，及其传之于人也，或又隐而不宣，匿而不泄。惟恐尽其所长，余派支流，愈传愈失，岂复计痈疽之为患，轻则残形，重且殒命，而不可苟焉相与者哉。然则驱除鄙吝，拯拔颠连，非有以索其秘藏，启其秘笈，类聚之而昭著之，使天下后世共知之而共闻之，其何当乎。搜罗既久，采辑遂多，乃剪繁芜，再拣精粹，分者一旦而偶合，陈者一旦而复新，消众技之隐私，补万年之遗失。但在审明脉法，皆可自择其方而用之，良足使痛苦余生、沉冤绝世者，同声称快矣。尝见世之治痈疽者，非偃蹇①于暮年，即凋零于身后，大都诡中以迟延之术，暗投以糜烂之根，城府太深，造物所忌。今以其窃之于《内经》者，仍还之于《内经》，庶几时流恶习，对此赧然，不复以惑人者而自惑也夫。

痈疽辨

发于肌肉之分者，痈也；发于筋骨之分者，疽也。痈则伤肌肉而不伤筋骨，疽则伤筋骨而并伤肌肉。痈则皮薄以泽，疽则皮夭以坚。经言甚详，望之而易知，亦按之而立判矣。后世谓高起为痈，平沓②为疽，已粗疏极矣，昧者且以此为寒热之分焉。不明脉法，不察本气，其害有不可胜言者。岂知高起平沓，有时而相反，薄泽坚夭，百变而不易乎？

论痈疽名目

《痈疽》篇所存名目，多不可解。盖几经割裂，真伪半参，可以置而勿论，且所重者，察藏府之远近浅深，辨经络之阴阳顺逆，不在名而在实也。若近代俗方书，藏府经络鲜识本原，部位病名尤涉荒诞，不察其实，徒多其名，纷纷者果何所取哉。非应酬之具，而即行诈之资耳。

论痈疽治法

营卫稽留，寒气化热，为痈疽之所由生，经言亦至明矣。惟是始受之寒，不过方寸之地，即其所化之热，亦不过方寸之中，稽留愈久变化愈深。所谓热者，但可以毒字视之。其人本

---

① 偃蹇（yǎnjiǎn 眼减）：止步，停留。偃：向后倒，引申为倒伏；蹇：行走困难。

② 沓（tà 踏）：轻慢，懈怠，不起劲儿。多作"疲沓"，也称"疲塌"。此与前文"高起为痈"相对，借指疽势平坦拖沓之象。

气热者，则毒亦乘之而热；其人本气寒者，则毒亦乘之而寒。俗方书以痈为热，以疽为寒。岂知痈疽者同病而异名，而寒热固各因其人乎。或又初起则专以寒凉与之，溃后则专以温补与之，不知本气热者，始终禁用温热；本气寒者，始终禁用寒凉。或又初起之时，概投发散之剂，不知邪在表者，散之则邪自衰，邪在里者，散之则邪愈盛。一病而三误，夫安有不殆者哉。大都拘成方而执偏见，不能因乎人以为治也。因人而治者，以脉为体，以病为用，体用兼明，而病之万变，可得而操纵之矣。故有发其表而愈者；有攻其里而愈者；有热之而愈者；有寒之而愈者；有寒凉之中佐以温热而愈者；有温热之中佐以寒凉而愈者。夫是以未成则消，已成则溃，已溃则收。凡以使营卫之不复稽留，而毒乃化于无形也。岂得以流俗之说，乱其耳目哉。

止痛法

时流俗说，每以乳没等方为止痛灵药，而岂知固无关于实用哉。凡痈疽痛甚，无论已成未成、已溃未溃，凭脉辨证，各因寒热虚实以调之。不必止痛，而痛必自衰矣。若排脓之时，则正欲其痛，而惟患其不痛，不痛则不能腐肉为脓而速愈也。

灸法

蒜艾灸法，方书以为无论阴阳皆可用之，而岂知固不可误用哉。惟痈疽初起，脉象和平者，漫肿之上，覆以湿纸，立视其纸先干处，乃毒气之所聚也。可用独蒜切片，如三钱厚盖之。以艾挼为小丸①，置蒜片上灸之，每燃火三壮，更易蒜片。不痛者灸令知痛，痛者灸令不痛为效。若已过七日者，与未过七

---

① 挼（ruó）：揉搓。

日而势将成脓者，又若大实大虚，或畏火灸者，皆不可灸。他若头背胸腹，亦当禁用。使误用火逼，其变亦不可胜论矣。

照法

痈疽初起，七日以前照之，则未成自消，已成自溃，不起发者即起发，不腐溃者即腐溃。然亦必脉象和平者，乃可用也。雄精、朱砂、血竭、没药各二钱，麝四分，共为末，每用三分。绵纸裹为长条，约尺余，以麻油润透，点火离疮半寸许，自外而内，徐徐照之，火头向上，药气内入，毒随火散，自不内侵，初用三条，次加至四五条，照后用金黄散敷之，至大脓已出，不必敷也，用升丹膏盖可矣。

痈疽围法

围者用药涂于四旁，中间留顶，则毒气自出，故曰围也。或以为用药外涂，无关轻重，不知内变之生，多由外药之误，岂得泛然用之而不之辨哉。

赤热暴痛者，清凉之品围之，宜**金黄散**。栝蒌根一斤，大黄、黄柏、姜黄各半斤，白芷五两，厚朴、陈皮、甘草、苍术、天南星各三两，共为末，随疮大小，或茶汤，或蜜水，或葱酒，或蓝汁①，或麻油，随宜施用。

又法：大甘草六两，研极细，去筋，用酥少许，温酒磨化，和入研匀，晒干，加灰面半斤。临用视疮大小，以百沸汤和作饼，昼夜换三次，功效殊常。

坚硬作痛者，辛散之品围之，宜**摧坚散**，生香附、半夏、木香、郁金、蓬莪术、延胡索各一两，陈石灰用葱汁捣如泥，

---

① 蓝汁：板蓝根的叶捣汁。以下"蓝叶"，即指板蓝根的叶。

阴干，半斤，共为末，蜜调敷。

寒湿凝聚者，劫燥之品围之，**宜星夏散**。天南星、半夏等分为末，姜汁调敷，可灸者以三物捣作饼，用艾灸之。

虚寒冷滞者，温热之品围之，**宜葱桂散**。赤芍药、草乌、白芷、天南星各二两，肉桂五钱，共为末，葱汤调围。

溃后涣散漫肿者，收涩之品围之，**宜铁桶膏**。文蛤微炒一两，铜绿、白及、白矾各四钱，胆矾三钱，轻粉、郁金各二钱，麝三分，共为末，用好醋一碗，入铜锅内漫火熬至一小杯，候起金黄泡为度，入药一钱，频搅和如膏，倾入杯中，每用置热汤内令温，取新笔涂膏四旁，中盖膏药，覆以油纸，疮根渐收渐皱为效。

用针法

痈疽脓已成熟，皆可入针。不痛，非有谬，巧也。流俗不察，惊以为奇，岂知脓满于中，胀而作痛，针之则脓随针出，痛且立止哉。脓未熟者，按之不起；脓已熟者，按之即起。脓浅者轻按即痛；脓深者重按乃痛。各随其分针而泄之。其脓深附骨，不能出者，或用药筒拔取，或用降丹作线插入，线之长短粗细，视疮大小浅深，以膏盖之，越宿则腐自开而脓自泄矣。凡虚处及经脉骨节要害之处，不可轻易行针，恐穿之伤之也。

造针法

针以银为之，银性无毒，或圆针，或三锋针，不必拘定制法，以适用为妙。若用铁针，必以药制，药繁而贵，反不如银简而廉也。

拔筒法

用新竹筒一个，径一寸二三分，长约六七寸，削去青皮，存质一分许，一头去节，一头留节，近节钻取小孔，绵絮塞紧，勿令走气，入羌、独、苏、艾、白芷、菖蒲、甘草各五钱，筒口用连鬓①葱塞之，倒置锅中，以铜铁重器压住，勿令上浮，用水浸筒，烈火急煮，药熟为度，速取去药，乘热以筒口合患上针过之处，轻轻按之，筒自吸住，约片时，去其塞孔绵絮，其筒自松，筒中所拔之物鲜明红黄、脓血黏稠者宜愈也，败血秽气、紫黑稀水者难愈也。

洗法

凡痈疽溃后，亦可洗之，以消毒气、去恶肉、润疮口、尽脓血、生新肉、散风邪。羌活、甘草、赤芍药、当归、白芷、露蜂房煅存性，等分为粗末，视疮大小酌用。先用雄猪蹄一只，用水五碗，煮熟为度，取汤去油，入药末，微火煮十余沸，用绢沥去渣，候汤寒温适宜，以软绢淋洗患上，并入孔内，频以轻手按尽内脓，再以软帛叠七八层，汤内浸透，取起，勿使太干，覆患上，以手轻按片刻，帛冷再浸再覆，务令干净，用药膏盖，如此洗五六次，宜避风寒，并远污秽，恐招外毒也。

痈疽服药方

加减卫生汤

主治痈疽初起，恶寒发热，脉弦紧而数者。

羌活　防风　栝蒌根各二钱　金银花　连翘各三钱　柴胡白芷　当归尾　皂角刺　厚朴各一钱五分　乳香去油　甘草各一钱穿山甲炮，三钱　红花八分

大便闭加大黄二钱。

---

① 鬓（zhěn 枕）：头发稠密而黑。比喻葱须。

加减复生汤

亦治痈疽初起，血气素虚，表里邪实，脉弦紧。

荆芥　防风　台党参　白术　当归　金银花各二钱　黄芪三钱　川芎　白芷　滑石　羌活　栀子炒黑　黄芩　甘草　连翘各一钱　薄荷八分　麻黄三分

大便闭加大黄一钱五分。

上方，已溃之后，脉证同者，去麻黄用。

万灵丹

主治痈疽初起，恶寒发热，脉弦紧不数者。

苍术　川乌泡，去皮　何首乌生用，各二两　蝎醋浸，炙黄　金石斛　天麻煨　当归　甘草炙　川芎　羌活　荆芥　防风　麻黄各一两　细辛五钱　雄精六钱

共研末，炼蜜为丸。每两大者分作四丸，中者六丸，小者八丸。朱砂六钱，研末水飞，晒干为衣。视人老幼强弱，病势缓急，酌与服之，葱白豆豉汤空心调服。服后以热粥助令作汗，忌风寒生冷，妊妇勿服。

温中汤

表邪未去，中气大虚，呕逆气短，时自昏瞆，脉弦紧者，无论已溃未溃，通宜服之。

附片四钱　干姜　羌活　生姜各三钱　木香一钱五分　丁香　茴香　沉香　甘草炙　陈皮　益智各一钱

阳和汤

主治一切痈疽，或初起，或坚久不溃，脉象平和，无他证者。

熟地黄一两　白芥子　鹿胶　陈皮　半夏制,各三钱　肉桂一
钱　干姜炮　麻黄各五分

归芪饮

无论已溃未溃,脉象平和,或微有他证兼见者,照后法
加用。

当归八钱　黄芪　金银花各五钱　甘草二钱

上方,恶寒发热,加羌活、防风。

身热、口渴,加葛根、麦门冬、栝蒌根。

寒热往来,加柴胡、青皮。

小便不利,加车前子、泽泻。

大便不利,加生地黄、大麻仁。

腹痛作泄,加木香、白术。

呕逆,加陈皮、半夏、砂仁。

饮食无味,加白术、白豆蔻。

坚块肿痛,加青皮、木香,不痛加天南星、半夏。

脓迟不溃,加皂角刺、白芷、穿山甲。

赤肿,加红花、紫草。

溃后,疮口肉赤,加黄芩、黄连。

肌肉迟生,加白术、台党参。

内疏黄连汤

无论已溃未溃,脉实数者,通宜服之。

大黄　黄连　黄芩　槟榔　桔根各二钱　栀子炒黑　白芷①

---

① 白芷:《素问病机气宜保命集》内疏黄连汤方中无白芷,有芍药,疑
白芷为白芍之误。

甘草各一钱五分　当归三钱　连翘五钱　木香一钱　薄荷八分

托里消毒饮

无论已溃未溃，脉虚弱者，通宜服之。

台党参五钱　当归四钱　黄芪　白术　茯苓各三钱　川芎
金银花　桔根各二钱　白芍药酒炒　白芷　甘草炙　皂角刺各一钱
五分

加味解毒汤

无论已溃未溃，服内疏黄连汤不应，脉实数者，通宜服之。

黄连　黄芩　黄柏均酒炒　当归　甘草各三钱　连翘八钱　生
地黄　金银花　紫草各六钱　益母草五钱　白芍药二钱　栀子炒
黑，一钱　皂角刺　白芷各二钱

附　论一条

痈疽溃后，宜温补者固多，宜寒凉者亦不少。诸家偏用温
补，不知凭脉辨证。常有热势已极，犹用参芪，陷人于死，谓
为坏证。其实原非不起之疾，乃不善用药者之坏之也，特著于
此，以为迷诊者戒。

回阳三健汤

无论已溃未溃，服托里消毒饮不应，脉虚弱者，通宜服之。

黄芪五钱　附片　台党参　当归　茯苓　紫草　煨姜各三钱
川芎　枸杞　陈皮各二钱　木香　山茱萸　甘草炙　厚朴各一钱五
分　肉桂一钱　苍术　红花　独活各八分

神化丹

此方宽猛相济，一切痈疽疔毒，初起者通可服之。

乳香　没药均制，去油，各二钱　荆三棱　蓬莪术均醋炒　槟

榔　黑牵牛　母丁香　巴豆　荆芥　桔根　大黄　赤芍药　川乌　熟地黄　何首乌　五灵脂　桂枝　当归　小茴　斑蝥　白豆蔻　连翘　蝎去足　雄精　麻黄　甘草各三钱　杏仁　穿山甲炮，各二钱五分　麝五分　蜈蚣去钳，一条

上各为细末，和匀水丸，如莱菔子大，用朱砂三钱为衣。每服三分，热酒送下。盖被取汗，妊妇忌服。

蟾酥丸

治一切痈疽疔毒，无论已成未成，皆可服之。惟脉象实数，或洪大者，不得误服。

蟾酥　寒水石各三钱　血竭　没药　乳香　穿山甲炮　胆矾　铜绿　蝎　僵蚕各一钱　朱砂　枯矾　皂角刺　冰片　轻粉　红信　麝各三分　蜈蚣一条，酒炙，去头足

上为细末，用蜗牛二十一个，连壳捣如泥，加灰面少许，和诸药为丸如豆大，金箔为衣，量病轻重，或一丸或二丸或三丸，用葱白三根捣融裹之，热酒送下，盖被出汗为效。随病上下，食前后服，忌生冷瓜茄、油腻、猪鸡鱼面及一切发物。

痈疽外治方

升丹

治一切痈疽疔毒，去腐生肌，每用少许膏盖之。

水银　白矾各一两　焰硝四钱　皂矾六钱　朱砂　雄精各五钱

先将焰硝、白矾、皂矾研碎，入新锅内，加酒一杯煮化，一干即起，同水银、朱砂、雄精合研令匀，入锅，用大碗盖之。要碗口平正，盖入锅中，全不见隙，碗上以砖压之。生石膏十斤，研末，用水微润，拌匀覆之，以不见碗为妙，或用盐泥亦可。锅下用文火炼香三炷，取出药气飞结碗中，或黄赤，或五

色，刮下细认，全无水银，乃可用之。若有水银者，因火力太急，银先飞上，未能销化，不可用也。辨认精明，杵研极细，用纸包裹，置洁室地上，碗覆越一二日，火气退尽，乃可用之。

降丹

治一切痈疽、疔毒、恶疮。欲溃不溃，疔根不出，及恶肉顽皮，已坏不腐，已腐不脱，小者一二厘，大者五六厘，或饭和为丸，或作线，或水调点上。

水银一两　硼砂五钱　朱砂　雄精各三钱　红信五分　食盐　白矾　焰硝　皂矾各二两五钱

先将雄精、朱砂、硼砂研碎，再入各味，同研至汞不见星为度，以新瓦罐径二三寸、深五六寸者，用盐泥捣和极熟，裹罐底外，及近底一二寸处，约分许，晒干，入诸药罐中，火上频搅融化，令干，不干则药易倾，太干则汞易走，干而不焦为妙。覆粗磁大碗或坦口瓦钵中，用皮纸裁寸宽长条，以灰面于罐口、碗底相交之处，密封数层，待其自干，干后用干黄泥捣研极细，飞盐水少许，塞平碗口令紧，置木盆中，碗外用冷水浸之，留碗口一二分在水上，再用篾片或木条，架碗口至盆四方无水处，每方架三五根，近罐四旁架上，周列瓦片，上盖盐泥一层，宽四五寸，务令紧密，留罐底一二分在外，覆以炭火，不留空隙，炭融则随时添补，不可缺，亦不可多。文火炼香三炷，候冷连碗取出，轻轻拨尽盐泥，起开皮纸，可得药一两内外。凡炼此药，事事须要用手轻稳，心细如发。炼时上则视火，下则视水，水稍干则添，火稍缺则补也。

又按：升降二法，古用炉鼎，后世改从简便，然亦变化奇绝，故未可轻率将事也。

万应膏

羌活　独活　防风　荆芥　白芷　生地黄　当归尾　赤芍药　连翘　甘草　牡丹皮　栝蒌根　川芎　玄参　蝎　蝉蜕　僵蚕　穿山甲生用，各一两六钱　蜈蚣二十条

上药用新锅入麻油二斤浸透，春三日，夏五日，秋七日，冬十日。文火熬至药枯去渣，再熬至滴水成珠不散，用黄丹飞净，炒干十二两，投入频搅，坚软得宜，置冷水中去火毒用。

桃红散

定痛，生肌长肉。

水龙骨即船板缝中旧桐油石灰，一两　轻粉　赤石脂煅　石膏煅熟，各三钱　黄丹漂　血竭各二钱　冰片五分

共杵极细。

八宝丹

毒气已尽，新肉迟生。

乳香　没药均制，去油　血竭　轻粉各二钱　孩儿茶　龙骨各一钱　冰片五分　黄丹一钱

上共为末。

珍珠散

新肉已满，不能生皮。

珍珠不拘圆扁新旧，但有五采宝光者真，一钱，入豆腐内，煮数沸，研为细末　青黛漂，五分　轻粉一分

共杵至无声。

附　疔疗从广，丁声，许氏少之，漏也

《经》曰：膏粱之变，足生大疔。

卷十 砭惑下篇

一九三

盖疔者，上大下小，以形而言，疾之在肤，犹丁之著物也。然不独甘肥藏毒，而藜藿者亦往往有之，则以知内而血气之偏，外而蚊虻之害，皆能为患。经文仅存其略，亦居奇者之窃之也。其疮之发，每无定处，初起小者如粟，大者如豆，渐渐起泡，五色殊形，或有红丝，其见证或恶寒发热，或先痒后痛，或呕逆沉重，心悸，目昏，亦有外无见证者。此虽毒气稍轻，然亦未可忽视。毒之在身，不消则长，及其变作，何可胜言。若俗所谓走黄者，无所取义，常求其故，非稽延失治，即寒热乖方，乃致毒气内攻，烦闷欲死，是在凭脉辨证，急起而图之，岂可慢恃专方而不知所择哉。

疔毒服药法

初起者，照前痈疽条内，或神化丹，或蟾酥丸，随宜与服。其他方药，亦均随宜选用，无论已成未成，已溃未溃也。

附　简便方

野菊花多取煎汤，作茶饮。或用甘菊花连根叶捣汁，多服尤妙。如无，即用药肆①甘菊花四两，甘草一两，白矾三钱，煎服，亦能取效。若脉来数实者，可与雄黄解毒丸方见卷九《喉痹》门下之。

附　断红丝法

疔有红丝者，视丝所至之处，用针挑断，或用火焠之，免其走入胸中，内攻藏府也。

疔毒外治法

视其部分脉息，可灸者则灸之，要以针刺疔头为第一义，

---

① 肆：旧时指铺子、商店。

取去恶血，便能分减其毒也，针后插回疔丹，用膏盖之。畏针者，略刺其皮，用降丹为丸纳入，亦能追出脓血疔根，否则必用净蟾酥，切为芝麻小点，每次酌用二三点也。

回疔丹

主拔疔根。

硇砂　轻粉　白丁香即公麻雀矢，各一钱　蜈蚣一条　雄黄朱砂各二钱　乳香六分　麝三分　矾五分

上共为末，再用蟾酥一钱，酒化，和药研匀，为小丸。疔毒针后，每插一粒。凡疔毒已成，及生变证者，咸宜用之。俟疔根已出，接用升丹，拔尽余毒。

蜡矾丸

主治一切痈疽疔毒。托里止痛，并护五藏，可免内攻。无问虚实，通可服之。

黄蜡　白矾生研，各二两

先以黄蜡入铜杓，火上融化，离火，下白矾，搅匀，急丸如梧桐子大，蜡坚上火微烘，或置沸汤中亦可。日二服，每服十丸，水下或酒下。若患胃痈，此方尤妙也。

附　金疮方

凡破皮裂肤，断筋绝脉，不必尽为刀斧所伤，而得自刀斧者多，故皆以金疮名之。

寸金丹

主治金疮血流不止。

栝蒌根三两　白芷　姜黄各一两　赤芍药二两

上共为末，用茶清调敷，其血立止。若着水翻花者，韭汁

调涂疮，以桑树枝烧燃吹息，于疮四旁熏之即愈。金疮重者，血尽人亡，若在手足可缚之处，速用绳索或绢带截断血道，乃可用药。

玉珍散

主治同前。

白附子十两　羌活　防风　白芷　天麻　半夏　天南星各二两

上均用生药研末，轻者立愈，重者亦能起死回生。若腐烂者加熟石膏、黄丹各一两。日久生蛆者，加枯矾一两。

磁石散

主治腹破肠出。

于避风处，令人以麻油涂手，安肠入腹，用桑皮作线缝之。用热鸡血涂上，次用玉珍散频敷，乃可服药。

磁石烧红，醋淬七次　滑石　铁精各三两

上共研末，每服一钱七分，温酒下，日二三次。

芎归汤

治去血过多，昏眩等证。

川芎五钱　当归一两

上用水煎，童便、黄酒兑服。若唇面俱白，脉散绝者，重加野参用之。

当归导滞散

治金疮，瘀血在内，胸腹胀满，喘促气短，并治重物压伤，从高坠下，亦有瘀血等证者，或血逆上奔，大吐不止者。

当归　大黄各二两

上共为末，每服二钱，不拘时，童便黄酒调下，以愈为度。

除寒饮

主治金疮，恶寒发热，或寒热往来，牙关紧闭，两目邪视，或身体强直，角弓反张。

羌活　防风　天麻　当归　地榆各三钱　白芍药酒炒　川芎各二钱　天南星一钱五分　藁本　甘草各一钱　细辛三分

有瘀血加红花、苏木；有热加黄芩；便闭加大黄。

损伤方

凡堕车落马，负重跌仆，气血阻滞，肿痛交作，非损藏府，即伤骨节，故皆以损伤名之。

乳香散

主治一切损伤。

乳香　没药均去油　麻黄去根节　马鞭草如无，以郁金代之，各四两　穿山甲炮　生香附各一两

上共为末，每服一钱，年壮伤重，二三钱不等。用酒一杯，和沸汤冲下，覆取微汗，不愈再服，外用数钱，以热酒调涂伤处揉之。

和血汤

治瘀血不散，外则肿痛青黯，内则腹胀昏闷，喘满欲死者。

当归尾　苏木　生地黄　大黄　威灵仙各三钱　穿山甲炮，七枚　乳香　没药均去油　红花各一钱　川芎　栝蒌根　五加皮各二钱　桃仁一钱五分　血竭　甘草各三分

水、酒各一大碗同煎，加童便一杯和服，以泻下瘀血为效。

恶寒发热者，加羌活、防风、白芷、桂心。

消瘀散

主治同前。

桃仁去皮尖　五加皮　山楂炒炭　刘寄奴　䗪虫俗名地鳖，又名土鳖，酒浸死，晒干，各四两　红花　当归　牛膝酒炒　延胡索　牡丹皮去骨　香附生熟各半　蓬莪术醋炒　青皮　苏木　枳实　降真香　川芎　荆山棱醋炒　凌霄花　赤芍药　威灵仙　槟榔各二两　乳香　没药均去油，各一两　大黄半斤　穿山甲炮，三两

上共为末，每服一钱五分。年壮伤重者，二三钱不等，陈酒下。

透骨丹

治损伤年久，每遇寒暑阴晴，无故作痛。

羊踯躅取子，如无取根，倍用，酒炒三次，童便炒三次　乳香　没药　血竭各三钱　麝一分

上共为末，每服三分，壮者以六分为止，临卧酒下，每间三、四日服一次。

通关散

治跌仆气闭。

牙皂角二两　细辛　藜芦　半夏各三钱　麝少许

上共为末，凡跌仆气闭如死者，取嚏回生，乃可服药。

附　金疮损伤脉法

凡去血多者，脉宜虚，去血少者与未去血者，脉宜实。顺者易治，反者难治，此生死之辨也。

拔毒箭方①

治毒箭在身不出方。凡中炮子及五金针铁，照此例治。

雄黄一钱　粉霜即水银升炼色白者，五钱　蜣螂四两　巴豆三粒，去壳

上四味各研极细，和匀再研，用筋点乳汁，粘药少许，涂患上，频频用之，待疮发热，箭头自出。

又方

蜣螂十个　蝼蛄俗名土狗，三个　妇人发灰少许

上将蜣螂去壳取肉，与二味同研如泥，涂患上，候内微痒，以手鏖之即出。

又方

蓝叶捣汁一升饮之，渣敷患上，如无蓝叶，取青布渍绞汁服之，并淋患上。不应，捣鼠肝涂之，或鼠脑亦可。

治毒箭中骨方

雄黄　蜣螂　石灰　牛粪煅赤　威灵仙各一分　朝桂鼠一枚，斩，取血

上为末，入鼠血，炼蜜为丸，如米大，纳疮中，箭自出。

又方

巴豆去壳，一粒　腻粉即轻粉，一分　砒少许　磁石五钱　蜣螂一枚

上共为末，以鸡子清和丸如绿豆大，用生男儿乳汁化一丸，挑上患处，外用醋调灰面纸封，痒极不可忍时，箭镞乃自出也。

---

① 方：原脱，依目录补。

不应者，再用必效。

　　上所列金疮损伤及拔毒箭等法，采自前代兵家者居十之七，大都兵情主速，故药多峻厉也。夫全胜不斗，大兵无创，亦复何取于此哉。然观古之善将者，行仁义之师，而不废韬钤之法，患无不虑，亦物无不备，乃知幸生则死，必死则生，诚千古之至论矣。抑吾闻之，干戈之始，即为药石之初，然则事异而理同，蚩尤之擒，殆不殊拔箭之易乎。

跋①

曩避尘嚣，徙居深山，得从山客游，见案上经史数卷外，多上世遗籍，问之未答也。一日诵《论语》，若自牖执手②，若未达不尝③云云，以为古人之学，无所不通，见大见小，视夫人而已矣。乡邻渐熟，父老相与过从者有之。窃闻大夫子事封翁多疾，刲股④和药，沉疴立瘳。后客钱唐⑤，遇咸丰庚申洪寇之变，山客驰往再三，追寻不获。足迹大半宇内，乃知曩之不答者，盖将有所绍述⑥，垂于无穷也。若夫比事属词⑦，其旨深远。任也汶汶⑧，又有非所能知者，后之览者，若第守其一方一法，而不及其微意之所在也，亦浅矣哉。

长沙姚任谨识于观海楼

---

① 跋：原无"跋"字，校者补。

② 自牖执手：牖，窗。语见《论语·雍也》。自窗外握着（他的）手。

③ 未达不尝：语见《论语·乡党》。不了解品性，不敢品尝。

④ 刲股：割大腿肉。

⑤ 钱唐：钱唐县，古地名，地处灵隐山下。唐武德四年（621）归属杭州管辖，避国号讳，始改为钱塘。

⑥ 绍述：述，古代文体名。介绍、陈述之义。

⑦ 比事属（zhǔ 主）词：也作"属词比事"，连缀文辞，排比史事。泛指撰文记事。

⑧ 任也汶汶：任，姚任。汶汶，犹昏暗不明。

总 书 目

I

本　草

药征
药鉴
药镜
本草汇
本草便
法古录
食品集
上医本草
山居本草
长沙药解
本经经释
本经疏证
本草分经
本草正义
本草汇笺
本草汇纂
本草发明
本草发挥
本草约言
本草求原
本草明览
本草详节
本草洞诠
本草真诠
本草通玄
本草集要
本草辑要
本草纂要

药性提要
药征续编
药性纂要
药品化义
药理近考
食物本草
食鉴本草
炮炙全书
分类草药性
本经序疏要
本经续疏
本草经解要
青囊药性赋
分部本草妙用
本草二十四品
本草经疏辑要
本草乘雅半偈
生草药性备要
芷园臆草题药
类经证治本草
神农本草经赞
神农本经会通
神农本经校注
药性分类主治
艺林汇考饮食篇
本草纲目易知录
汤液本草经雅正
新刊药性要略大全
淑景堂改订注释寒热温平药性赋
用药珍珠囊　珍珠囊补遗药性赋

方　书

医便

卫生编

袖珍方

仁术便览

古方汇精

圣济总录

众妙仙方

李氏医鉴

医方丛话

医方约说

医方便览

乾坤生意

悬袖便方

救急易方

程氏释方

集古良方

摄生总论

摄生总要

辨症良方

活人心法（朱权）

卫生家宝方

见心斋药录

寿世简便集

医方大成论

医方考绳愆

鸡峰普济方

饲鹤亭集方

临症经验方

思济堂方书

济世碎金方

揣摩有得集

亟斋急应奇方

乾坤生意秘韫

简易普济良方

内外验方秘传

名方类证医书大全

新编南北经验医方大成

临证综合

医级

医悟

丹台玉案

玉机辨症

古今医诗

本草权度

弄丸心法

医林绳墨

医学碎金

医学粹精

医宗备要

医宗宝镜

医宗撮精

医经小学

医垒元戎

证治要义

松崖医径

扁鹊心书

素仙简要

V